Angelika Ammann

# Rückengerechtes Arbeiten in der Pflege

Angelika Ammann

# Rückengerechtes Arbeiten in der Pflege

## Leitfaden für gesundheitsfördernde Transfertechniken

Praktische Mitarbeit: Gruppe »Gesunder Rücken«
Martina Hampel-N.
Dagmar Huth
Klaus Sonnet
Waltraut Sundermann
Patricia Worthy

Fotos:
Peter Marks/Christian Lübbert

Redaktionelle Bearbeitung:
Claus-Henning Ammann, Dipl.-Päd.

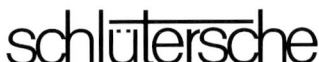

Die Deutsche Bibliothek-CIP-Einheitsaufnahme

Ammann, Angelika:
Rückengerechtes Arbeiten in der Pflege : Leitfaden für gesundheitsfördernde Transfertechniken / Angelika Ammann. – Hannover : Schlütersche, 2002
    ISBN 3-87706-676-3

Anschrift der Autorin:

Angelika Ammann
Städtische Kliniken Bielefeld gem. GmbH
Krankenpflegeschule
Teutoburger Str. 50
D-33604 Bielefeld
E-Mail: angelika.ammann@sk-bielefeld.de
Internet: www.multimedia-pflege.de

Angelika Ammann ist Krankenschwester und Praxisanleiterin sowie Gesundheitsmanagerin (Angewandte Gesundheitswissenschaften an der Universität Bielefeld). Sie führt für Mitarbeiter in den Gesundheitsberufen und für pflegende Angehörige seit Jahren Fortbildungen zum Thema »Rückengerechte Arbeitsweise« durch.

**Mehr wissen – besser pflegen!**

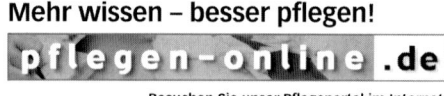

Besuchen Sie unser Pflegeportal im Internet.

© 2002 Schlütersche GmbH & Co. KG, Verlag und Druckerei,
Hans-Böckler-Allee 7, 30173 Hannover

Zur Vereinfachung steht die männliche Form gleichzeitig für die weibliche Form (Patient/Patientin).

Gestaltung:          Schlütersche GmbH & Co. KG, Verlag und Druckerei, Hannover
Satz:                PER Digitaler Workflow GmbH, Braunschweig
Druck u. Bindung:    Druckhaus „Thomas Müntzer" GmbH, Bad Langensalza

# Inhalt

# Vorwort

In den Krankenpflegeberufen stellen wir uns der Aufgabe, dem kranken Menschen in seiner schwierigen Situation Hilfestellung und Unterstützung zur Gesundung zu geben.

Der einzelne Mitarbeiter wie auch die Institution Krankenhaus übersehen jedoch häufig, dass die hierdurch entstehende Belastung nicht zu einer Erkrankung der Pflegenden führen darf.

Aus einer zunächst vagen Idee, diesem Umstand Abhilfe zu verschaffen, ist ein Projekt entstanden, das es sich zur Aufgabe gemacht hat, hinsichtlich der Wirbelsäulenbelastung im Pflegeberuf von einer Belastung zu einer Entlastung im wörtlichen Sinne zu kommen. In beispielhafter Weise ist es Angelika Ammann gelungen, ein auf die Praxis bezogenes Konzept zu entwickeln und mit Unterstützung der Kollegen auf den Projektstationen umzusetzen. Damit bleibt rückenschonendes Arbeiten nicht mehr dem Zufall überlassen, sondern führt zu einer bewussten Verhaltensänderung bei der täglichen Arbeit.

Der dabei entstandene Leitfaden führt anschaulich und kompetent in das Thema ein und ermöglicht den Mitarbeitern vor Ort einen raschen Einstieg in eine rückengerechte Arbeitsweise.

Die undogmatische Verknüpfung von kinästhetischen Elementen und die Anwendung von geeigneten Hilfsmitteln machen den Leitfaden zu einer praktischen Hilfe für den Pflegealltag.

Bielefeld, im September 2001

Eckhard Sadowski (Pflegedirektion der Städtischen Kliniken Bielefeld gem. GmbH)

# Hinweise zur Nutzung

**1** = Bewegen/Mobilisieren mit einer Pflegeperson

**2** = Bewegen/Mobilisieren mit zwei Pflegepersonen

**wenig** = Patient ist geringfügig eingeschränkt in seiner Bewegungsempfindung*.
Er kann nach Anleitung einer Pflegeperson seinen Positionswechsel
weitgehend selbstständig durchführen.

**mittel** = Patient ist leicht eingeschränkt in seiner Bewegungsempfindung
und braucht gewisse Unterstützung beim Positionswechsel.
Er ist nur teilweise selbstständig.

**schwer** = Patient ist stark eingeschränkt in seiner Bewegungsempfindung.
Er ist immobil und unselbstständig, vollkommen auf Hilfeleistung
angewiesen.

**H** = Bewegen/Mobilisieren mit Hilfsmittel

* Die Bewegungsempfindung ist Voraussetzung für eine zielgerichtete und kontrollierte
Bewegung.

# 1. Einleitung

Während meiner Krankenpflegeausbildung vor mehr als zwanzig Jahren waren Begriffe wie *Kinästhetik, kleine Hilfsmittel, aktivierende Pflege, Bobath-Konzept* und *Gesundheitsförderung* zu wenig oder gar nicht bekannt. Beispielsweise erfolgte die Mobilisation auf die Bettkante nach der »Hau-Ruck«-Methode – anschließend ging es weder dem Patienten noch dem Pflegenden gut. Daher wurden im Laufe der Zeit eine Reihe von Fortbildungskonzepten entwickelt, die eine rückenschonende Arbeitsweise ermöglichten und den Patienten gleichzeitig aktiv beteiligten.

Mit der Kinästhetik kam ich zum ersten Mal während eines Schnupperkurses im Rahmen meiner Weiterbildung zur Praxisanleitung in Berührung. Ich war fasziniert von der Leichtigkeit der Bewegungen. Bei meinem anschließenden Versuch der Umsetzung in die Praxis war diese Leichtigkeit jedoch verschwunden. Also vertiefte ich mein Wissen in der Kinästhetik und nahm an einem Grund- und Aufbaukurs teil. Erst beim Besuch dieser Kurse wurde mir klar, dass die Kinästhetik nicht starre Techniken vermittelt, die bei allen Patienten gleich anwendbar sind. Jeder Patient hat als Individuum unterschiedliche Fähigkeiten, die es zu erkennen gilt. Erst dann kann gemeinsam mit ihm die geeignetste Mobilisationsart entwickelt und gefördert werden. Um diese Inhalte auch Auszubildenden zu vermitteln, absolvierte ich den zweiteiligen Kurs »*Kinästhetik in der Pflege für den Unterricht an Pflegeschulen*«.

Es gab allerdings noch weitere Möglichkeiten zur rückenschonenden Arbeitsweise, wie den gezielten Einsatz kleiner Hilfsmittel in der täglichen Pflege. Darin bin ich während eines Multiplikatorenseminars der Berufsgenossenschaft mit dem Thema »*Heben und Tragen*« geschult worden. Durch den Einsatz dieser kleinen Hilfsmittel, deren Anwendungsmöglichkeiten ausführlich in diesem Buch beschrieben werden, wird die Lendenwirbelsäule deutlich entlastet. Gleichzeitig wird je nach Krankheitsbild des Patienten die Aktivität gefördert bzw. gefordert. Ein wieder entdecktes kleines Hilfsmittel ist z. B. die Bettleiter. Sie ermöglicht dem Patienten das Aufrichten über die Seitwärtsbewegung und erleichtert die Mobilisation auf die Bettkante. Ein weiteres ist die Gleitmatte, ein gegeneinander verschiebbarer Endlosschlauch, der u. a. für den Transfer zum Kopfende oder den Lagerungswechsel im Bett eingesetzt werden kann. Sinnvolle Hilfsmittel sind auch das gleitende Hebekissen, das Rutschbrett und die Antirutsch-Matte, um nur einige zu nennen. Die Pflegekraft kann durch den Einsatz kleiner Hilfsmittel bestimmte Lagerungen oder die Mobilisation ohne eine zusätzliche Pflegekraft durchführen. Das macht die Anwendung von Hilfsmitteln besonders für den Nachtdienst und den ambulanten Pflegebereich interessant.

Zur Vertiefung der Thematik und um weitere Inhalte kennen zu lernen, nahm ich am Intensivseminar »*Rehabilitative Pflege nach dem Bobath-Konzept*« teil. Hier ging es schwerpunktmäßig um ein ganzheitliches Rehabilitationskonzept speziell für Hemiplegiker und andere Hirngeschädigte, wobei sich für mich Ähnlichkeiten mit der Kinästhetik speziell bei der Lagerung und Mobilisation von Patienten erkennen ließen. In der anschließenden Praxis wurde mir zunehmend bewusst, wie wichtig die Verknüpfung der bisherigen Ansätze ist. Nur durch die Kombination der einzelnen Elemente, wie der Kinästhetik, des Einsatzes von kleinen Hilfsmitteln und des Bobath-Konzeptes, kommt der Pflegende zu einer rückengerechten und ressourcenfördernden Arbeitsweise. In meiner Tätigkeit als Praxisanleiterin in einem Krankenhaus der Schwerpunktversorgung erlebe ich immer wieder, wie positiv die Patienten reagieren. Sie sind zufriedener und fühlen sich aktiv am Pflegegeschehen beteiligt. Besonders der ältere Mensch, der durch die Einschränkung seiner Sinne in seinen Bewegungsabläufen verlangsamt ist, spricht auf diese Form der aktivierenden Pflege erfreulich gut an.

Diese Erkenntnisse und Erfahrungen gebe ich nun seit über sechs Jahren in Form von Tagesseminaren und stationsinternen Schulungen an die Kollegen unterschiedlicher Fachbereiche im Krankenhaus weiter. Ebenso vermittle ich den Auszubildenden in der Krankenpflegeschule und den Teilnehmern eines Altenpflegeseminars diese Inhalte. Von den Fortbildungsteilnehmern wurde ich immer wieder auf entsprechende Literatur angesprochen. Sie möchten die vermittelten Inhalte nachlesen können bzw. vertiefen. Außerdem hätten sie die Kursinhalte gern als Erinnerungshilfe oder zur Unterstützung bei der Vermittlung an andere Kollegen. So erging es auch den Teilnehmern der Kurse für pflegende Angehörige. Gerade bei den Themenkomplexen *Mobilisation, Lagern und Transfer von Pflegebedürftigen* hätten auch sie geeignete schriftliche und bildliche Informationen, die aber bislang nicht verfügbar waren.

Während und nach meinem viersemestrigen Studium der *»Angewandten Gesundheitswissenschaften«* an der Universität Bielefeld bot sich mir dann die Gelegenheit, die theoretischen Grundlagen und praktischen Erfahrungen in Form eines zweijährigen Projektes umzusetzen. Das Projekt *»Betriebliche Gesundheitsförderung am Beispiel rückengerechter Arbeitsweise in der Pflege«* wurde auf zwei Modellstationen des Klinikums durchgeführt und beinhaltete u. a. die Gründung einer *Arbeitsgruppe »Gesunder Rücken«*. Ausführliche Informationen zu dieser Projektentwicklung finden Sie im nächsten Kapitel. Als ein Resultat dieses Projektes ist dieses Buch entstanden, das gleichzeitig Lern-,

Arbeits- und Lehrbuch ist. Es trägt dazu bei, die tägliche Arbeit, bezogen auf das Umlagern, Bewegen und Mobilisieren von Patienten, zu erleichtern. Der Grundgedanke ist die ganzheitliche Sichtweise unter Berücksichtigung der Individualität des Patienten. Auch die Pflegenden haben die Möglichkeit, auf Grund der Vielfältigkeit der Transfers und entsprechend ihren eigenen körperlichen Voraussetzungen, eine geeignete Auswahl zu treffen und diese weiter zu entwickeln. Der Inhalt wird mit Praxisbeispielen illustriert, die die am häufigsten anfallenden Situationen zeigen. Die Techniken und Hilfsmittel werden aus der Anwenderperspektive in instruktiver Weise textlich und bildlich dargestellt. Neu ist, dass die Erkenntnisse der Kinästhetik und des Bobath-Konzeptes mit der Anwendung kleiner Hilfsmittel kombiniert werden. Dieses Buch soll die tägliche Arbeit jener, die Patienten/Bewohner bewegen, umlagern oder mobilisieren müssen, erleichtern. Dies gilt für die Angehörigen der Gesundheitsberufe, aber auch für pflegende Angehörige. Die Pflegenden können sich vorbeugend rückenschonende Arbeitstechniken aneignen. Bei bestehenden Rückenproblemen haben sie die Möglichkeit, entsprechende Arbeitsweisen kennen zu lernen; Lehrende erhalten eine Grundlage für die Vermittlung dieser Inhalte.

*»Rückengerechtes Arbeiten in der Pflege«* zeigt auch den Verantwortlichen im Pflegemanagement einen Weg, wie sich die Arbeitsunfähigkeit auf Grund von Erkrankungen des Bewegungs- und Stützapparates senken lässt. Dazu gehört nicht nur die Förderung der fachlichen, persönlichen und kommunikativen Kompetenz der Mitarbeiter, sondern auch die Schaffung gesundheitsgerechter Arbeitsbedingungen. Schon in der Vergangenheit sind die Mitarbeiter im Gesundheitswesen hohen Arbeitsanforderungen und Belastungen des Muskel- und Skelettsystems ausgesetzt gewesen. Durch die demografische Entwicklung und die Multimorbidität der Patienten werden diese Be-

lastungen insbesondere für Mitarbeiter im Pflegebereich zunehmen. Schon heute belegen viele epidemiologische Studien eine Häufung degenerativer Rückenerkrankungen in bestimmten Berufsgruppen, insbesondere im Alten- und Krankenpflegebereich. Besonders im Umgang mit pflegeintensiven Patienten kommt es durch ungeeignete Techniken während der Lagerung, der Mobilisation oder des Bewegens zu den genannten krankheitsbedingten Ausfällen. Das macht es besonders wichtig, den Mitarbeitern Möglichkeiten an die Hand zu geben, ihre tägliche Pflegearbeit so auszuführen, dass sie gesund bleiben. Ein wichtiger weiterer Aspekt sind die gesetzlichen Vorgaben für den Arbeitgeber: Erwähnt sei die seit 1996 geltende Verordnung über Sicherheit und Gesundheitsschutz bei manueller Handhabung von Lasten (Lastenhandhabungsverordnung), die in Verbindung mit dem Arbeitsschutzgesetz fordert, präventive Maßnahmen zur Sicherheit und zur Gesundheit der Arbeitnehmer bei der Arbeit zu ergreifen.

Natürlich will dieses Buch keine Fortbildung sein. Es soll Sie aber anregen, die Inhalte auszuprobieren und auf Erfahrungen anderer zurückzugreifen. Es soll Ihnen dazu dienen, sich und andere zu motivieren, die Gesundheit zu erhalten und zu fördern. In diesem Buch geht es um den sehr wichtigen Aspekt der Rückenschonung. Dass es darüber hinaus ein gewisses Maß an Selbstpflege gerade in den Pflegeberufen bedarf, z. B. durch Kräftigung des Muskelsystems in der Rückenschule, durch Entspannungstechniken sowie Wellness- und Fitness-Programme usw., sollte selbstverständlich sein.

An dieser Stelle möchte ich mich bei der Pflegedienstleitung der Städtischen Kliniken Bielefeld-Mitte für ihre aktive Unterstützung bei der Projektdurchführung und der Erstellung des Leitfadens zu bedanken. Ein herzliches Dankeschön allen beteiligten Kolleginnen und Kollegen und besonders der *Arbeitsgruppe »Gesunder Rücken«.*

Allen Lesern, deren Interesse geweckt wurde, wünsche ich viel Erfolg und Ausdauer bei der Umsetzung in Ihrer Einrichtung.

Angelika Ammann
Bielefeld, im November 2001

# 2. Projektentwicklung

Das Projekt zur rückengerechten Arbeitsweise im Pflegealltag an den Städtischen Kliniken Bielefeld-Mitte gem. GmbH wurde nach zweijähriger Laufzeit abgeschlossen. Vieles ist übertragbar, daher lohnt es sich, Näheres über sein Zustandekommen, die Durchführung und Ergebnisse zu erfahren.

## 2.1 Ausgangsbedingungen im Pflegebereich

Auf Grund der bereits erwähnten krankheitsbedingten Ausfälle wurde von Seiten der Pflegedienstleitung nach Möglichkeiten gesucht, die tägliche Arbeitsbelastung beim Patiententransfer zu verringern oder ganz zu vermeiden. Dazu wurden entsprechende Fortbildungen durchgeführt. Trotz dieser Angebote, die sich auf verhaltens-präventive Maßnahmen bezogen, wie z. B. Rückenschule, Wassergymnastik, Kinästhetik-Kurse oder rückenschonende Arbeitsweise durch Einsatz von Hilfsmitteln musste ich feststellen, dass die Hilfsmittel und speziellen Arbeitstechniken in der Praxis nicht im erhofften Maße Berücksichtigung fanden! Die Motivation der Mitarbeiter war zwar nach der Fortbildung sehr groß, ließ dann aber im Laufe der Zeit aufgrund unterschiedlicher Ursachen nach. Bei allen Maßnahmen fehlte bisher der gesundheitsförderliche Ansatz: Die Mitarbeiter wurden nicht primär als handelnde Subjekte gesehen – sie wurden nicht genügend befähigt, Initiative und Verantwortung für ihre Gesundheit zu übernehmen.

## 2.2 Gründe zur Initiierung des Projektes

Folgende Gründe sprachen also für eine Einleitung eines entsprechenden Projektes:

- Arbeitsunfähigkeit auf Grund von Rückenproblemen durch die erhöhten Belastungen im Pflegedienst,
- unzureichende Umsetzung der Unfallverhütungsvorschriften im Gesundheitsdienst bezogen auf das Heben und Tragen von Patienten,
- mangelnde Umsetzung von verhaltenspräventiven Fortbildungsinhalten in der Praxis und
- ungenügende interdisziplinäre Kooperation in der Klinik, bezogen auf das Fortbildungsangebot verhaltenspräventiver Maßnahmen.

Bestimmte Fragestellungen mussten mit der Einleitung des Projektes beantwortet werden:

- Wie wird das vorhandene Fortbildungsangebot von Mitarbeitern wahrgenommen?
- Wo liegen die Ursachen für die mangelnde Umsetzung in der Praxis?
- Wie kann die Umsetzung der rückengerechten Arbeitsweise in der Praxis verbessert werden?

Zur Beantwortung der ersten Frage wurde das Gesamtfortbildungsvolumen in Bezug auf verhaltenspräventive Maßnahmen ermittelt: Dieses hatte von 1994–1997 deutlich zugenommen, es handelte sich dabei um Fortbildungen zur Rückenkräftigung und zur Entspannung sowie zum direkten Patiententransfer. Zur Beantwortung der weiteren Fragen nach der *Umsetzung der Inhalte in der Praxis* ist eine Mitarbeiterbefragung durchgeführt worden, über deren Ergebnisse im Kapitel 2.7 berichtet wird.

## 2.3 Projektumweltanalyse

Der nächste Schritt zur Vorbereitung bestand in einer Analyse, um die relevanten Umwelten zur Bearbeitung des Problems in den Blick zu bekommen. Diese sind be-

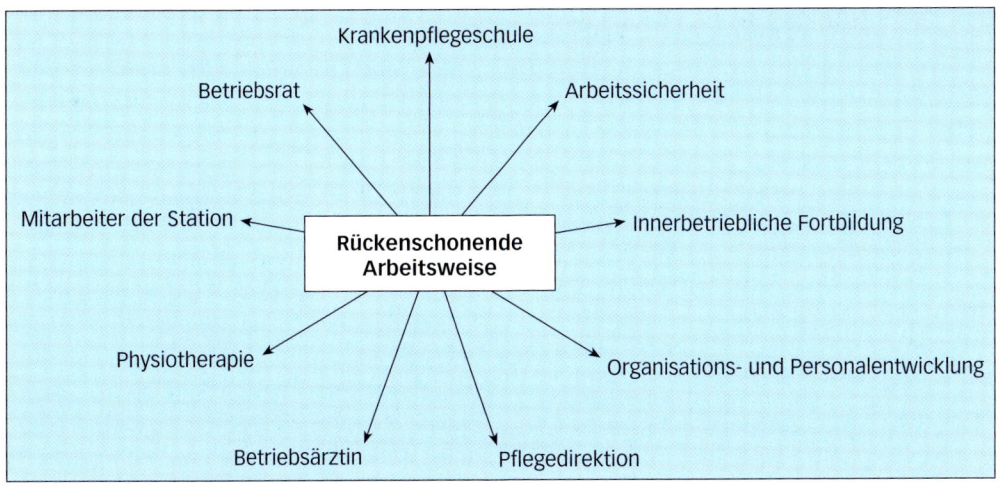

Abb. A: Die Umwelten der rückengerechten Arbeitsweise.

stimmte Personen, Gruppen oder Organisationen, die um das zu erarbeitende Problem gruppiert werden, um es zu lösen (n. *Grossmann/Scala* 1996):

- Das Wissenskapital: Die Kenner der Materie.
- Das Entscheidungskapital: Entscheidungsträger in einem institutionellen Kontext, die durch ihre Rolle und Funktion autorisiert sind.
- Das Beziehungskapital: Mitarbeiter mit großer Akzeptanz.
- Das Kapital der Betroffenen: Interessenten und Anwender von Modellstationen.

Zur Durchführung des Projektes wurden alle in Abbildung A aufgeführten Umwelten einbezogen, allerdings mit unterschiedlicher Gewichtung.

## 2.4 Das Vorprojekt

Ein Projektentwurf wurde der Pflegedirektion vorgestellt und positiv aufgenommen. Daraufhin fanden erste Gespräche mit den zukünftigen Teilnehmern der Gesundheitsgruppe sowie den Mitarbeitern der geplanten Modellstationen statt. Die Auswahl dieser Stationen erfolgte anhand der Teilnahme an Fortbildungsveranstaltungen und des Engagements bei der Umsetzung der Inhalte in der Praxis. Vertreten waren vier Sta-

tionen der Fachbereiche Innere Medizin, Gynäkologie und Orthopädie. Die Vorgespräche mit den Modellstationen wurden mit der Stationsleitung geführt, mit der Frage nach Teilnahme und ob ein Mitarbeiter bereit wäre, als Multiplikator zu wirken. Weitere Informationsgespräche mit allen Mitarbeitern der Station folgten, alle mit positiven Resultaten. Durch Gespräche mit den zukünftigen Teilnehmern der Gesundheitsgruppe, dem Arbeitssicherheitsbeauftragten, der Betriebsärztin, dem Betriebsrat, der Physiotherapie und der Kinästhetik-Trainerin konnte diese Phase abgeschlossen werden (siehe 2.8).

## 2.5 Zielsetzung des Projektes

Es ergab sich somit folgende allgemeine Zielsetzung:

- Förderung der persönlichen Kompetenz (Gesundheitsverhalten beim Patiententransfer, rückengerechtes Arbeiten)
- Steigerung der Arbeitszufriedenheit
- Vermeidung von Rückenerkrankungen und Vorbeugung gegen Chronifizierung
- Einhaltung der gesetzlichen Vorgaben (Arbeitsschutz)
- Qualitätssteigerung
- Erhaltung und Förderung der Eigenaktivität der Patienten

13

## 2.6 Der Projektauftrag

Die Pflegedirektion und die zukünftig beteiligten Mitarbeiter der Gesundheitsgruppe trafen sich erstmalig zu einem Kick-Off-Meeting mit folgenden Inhalten:

- Entstehungsgeschichte des Projektes
- Zusammensetzung der Arbeitsgruppen
- Erwartungen an Projekt und Mitarbeiter
- Rahmenbedingungen
- Ziele und Projektauftrag
- Zeitplan und einzuleitende Schritte

Nach einem regen Austausch, dem Einbringen von weiteren Vorschlägen, Ideen und Bedenken wurde der Projektbeginn beschlossen. Die Bedenken bezogen sich auf die Anzahl der Modellstationen. Auf Grund begrenzter zeitlicher Ressourcen wurde eine Reduzierung auf zwei beschlossen: eine medizinische und eine gynäkologische Station mit zusammen 30 Mitarbeitern. Es sollten jeweils zwei Multiplikatoren geschult werden. Als Analyseinstrument diente eine Mitarbeiterbefragung, abgestimmt mit der Organisations-/Personalentwicklung und dem Betriebsrat. Diese personenbezogene Befragung fand nicht nur auf den beiden ausgewählten Modellstationen statt. Um einen Vergleich der Situation in verschiedenen Abteilungen zu ermöglichen, wurde die Befragung auf den vier Stationen der Gynäkologie, Orthopädie und Inneren Medizin durchgeführt.

## 2.7 Die Mitarbeiterbefragung

Mit der Methode der schriftlichen Befragung ließen sich berufliche Belastungen und das gesundheitliche Befinden feststellen und die Unterstützung durch Beteiligung der Mitarbeiter erreichen. Insgesamt erhielten 52 Pflegekräfte die Fragebögen, der Rücklauf lag bei über 60 %. Die Ergebnisse sind für die ausgewählten Stationen repräsentativ und für die gesamte Klinik exemplarisch zu sehen. Auszugsweise werden sie im Folgenden zusammengefasst.

### 2.7.1 Ergebnisse

Die Befragten* waren zwischen 22 und 42 Jahre alt, im Durchschnitt rund 32 Jahre. Die Verweildauer im Pflegeberuf lag zwischen einem Jahr und 34 Jahren, bei einem Mittelwert (Median) von 6 Jahren. Fast 60 % der Befragten litten unter Rücken-, Gelenk- oder Muskelschmerzen. Vor Aufnahme ihrer Berufsausbildung hatten von den Befragten nur weniger als 10 % bereits entsprechende Beschwerden! Auf Grund von Rückenbeschwerden sind über 40 % der Mitarbeiter schon mindestens einmal arbeitsunfähig geschrieben worden. Bei jedem vierten Mitarbeiter verschlimmerten sich die Beschwerden während der Arbeit sehr: Insbesondere beim Heben und Lagern (zwei Drittel aller Befragten) und beim Mobilisieren von Patienten (mehr als die Hälfte) stiegen die Schmerzen, weniger beim Bücken allgemein. Wie dargelegt, ist das im Wesentlichen auf mangelnde Kompetenz zurückzuführen. Die Fortbildungsinhalte wurden unterschiedlich umgesetzt. Gründe für eine gute Umsetzung waren:

- Stationsinterne Schulung
- Erleichterung für den Patienten
- vorhandene Hilfsmittel
- realitätsnahe Tipps
- bewusster gewordene Technik
- gute Vermittlung

Als Gründe für eine schlechte Umsetzung wurden genannt:

- nicht vorhandene Hilfsmittel
- zu wenig Praxis im Umgang mit den Hilfsmitteln
- Desinteresse und Zeitmangel

---

* Die Fragebögen wurden von 30 Krankenschwestern/ Krankenpflegern und von 4 Krankenpflegehelferinnen/ Krankenpflegehelfern beantwortet. Die relevanten Fragestellungen finden Sie am Ende des Buches.

Folgende kleine Hilfsmittel wurden beim Patiententransfer bzw. bei der Mobilisation eingesetzt, nach Häufigkeit geordnet:

| Hilfsmittel | Nennungen |
|---|---|
| Antirutsch-Matte | 19 |
| Bettleiter | 13 |
| Gleitendes Hebekissen | 11 |
| Drehscheibe | 9 |
| mobile Patienten-Lifter | 8 |
| Gleitmatte | 5 |
| Rollbord | 5 |
| (keine) | 2 |
| Rutschbrett | 1 |
| Gürtel-Gehhilfe | 0 |

*Mehrfachnennungen möglich*      *n = 29*

Als Gründe der Nichtbenutzung von Hilfsmitteln wurden genannt (frei beantwortet):

- Ich habe keine/zu wenig Zeit.
- Das Hilfsmittel ist für orthopädische Patienten nicht geeignet.
- Das Hilfsmittel ist nicht erforderlich.
- Das Hilfsmittel ist nicht üblich bzw. auf der Station nicht vorhanden/auffindbar.
- Die Handhabung ist mir unklar.
- Ich kann mich nicht daran gewöhnen.
- Ohne Hilfsmittel geht es schneller.

Als Bedarf an Fortbildungsthemen ergaben sich folgende Prioritäten:

| Fortbildungsthemen | Nennungen |
|---|---|
| Rückenschule | 26 |
| Umgang mit Hebehilfen/Hilfsmitteln | 26 |
| Kinästhetik in der Pflege | 16 |
| Gymnastik/Fitness | 15 |
| Entspannungsübungen | 13 |
| Bobath-Konzept | 9 |

*Mehrfachnennungen möglich*      *n = 31*

## 2.7.2 Konsequenzen

Anhand der dargestellten Ergebnisse der Mitarbeiterbefragung können nun auch die noch offenen Fragen zum Projektbeginn beantwortet werden. Der Handlungsbedarf in der Rückenprävention wurde so ermittelt.

**Ursachen für die mangelnde Umsetzung vermittelter Inhalte in der Praxis:**

- unzureichende bzw. fehlende Ausstattung der Stationen mit Hilfsmitteln
- schlechte Lagerung der Hilfsmittel (nicht auffindbar)
- Zeitmangel (ohne Hilfsmittel geht es schneller)
- mangelnde Akzeptanz der Hilfsmittel und der Techniken
- mangelnde Übung in Bezug auf neue Techniken
- Desinteresse der Mitarbeiter

**Maßnahmen zur Verbesserung der Umsetzung in der Praxis**

Bedarfsorientierte Fortbildungen zur Rückenprävention und Ausgleichsgymnastik sind notwendig: in Form regelmäßiger Fortbildungsveranstaltungen, als Tagesseminare mit anschließender stationsinterner Schulung und Begleitung.

Das Angebot für alle Mitarbeiter sollte Folgendes umfassen:

- den Umgang mit Hilfsmitteln lernen,
- an einem Kinästhetik-Grundkurs teilnehmen,
- eine Rückenschule sowie Gymnastik/Fitness und Entspannung durch die Physiotherapie umfassen,
- an externen Schulungen zur Rückenprävention teilnehmen können.

Schwerpunkte der Fortbildungsinhalte – bezogen auf den direkten Patiententransfer – sollten das Heben und Lagern sowie die Mobilisation des Patienten sein, denn dabei ergaben sich laut Befragung die größten Rückenbelastungen.

An sachbezogenen Maßnahmen sind die bedarfsorientierte Ausstattung der Stationen mit kleinen Hilfsmitteln sowie angemessene mobile Lagerungsmöglichkeiten (z. B. auf einem kleinen Wagen) notwendig. Wie dargestellt, hatten 90 % der Mitarbeiter vor Aufnahme ihrer Tätigkeit in der Pflege keine Rückenprobleme. Während der Tätigkeit sind dann bei 60 % von ihnen Rückenprobleme aufgetreten. Daraus ist ein deutlicher Handlungsbedarf abzuleiten, *bereits in der Pflegeausbildung präventive Inhalte anzubieten*.

## 2.8 Projektorganisation

Abbildung B verdeutlicht die Projektstruktur. Für die Bearbeitung des Projektes war es nötig, das Wissen der Experten miteinander zu verknüpfen und die Erfahrungen der unterschiedlichen Gruppen einfließen zu lassen. Aus diesem Grund bildete sich eine »Gesundheitsgruppe«, die sich aus der Betriebsärztin, der Kinästhetik-Trainerin, Vertretern der Pflegedirektion, des Arbeitssicherheitsdienstes, des Betriebsrates und der Verfasserin (Projektdurchführung) zusammensetzte. *Aufgaben* der »Gesundheitsgruppe«:

- Planung der Maßnahmen und des zeitlichen Rahmens.
- Überprüfung des Projektverlaufs.
- Konzeption für Mitarbeiter-Fortbildungen.
- Unterrichts-Konzeption in Absprache mit der Krankenpflegeschule.

Die wichtigste Voraussetzung für die Umsetzbarkeit eines Projektes zur Gesundheitsförderung ist die Akzeptanz der Betroffenen. Hierzu war es notwendig, eine *Arbeitsgruppe »Gesunder Rücken«* zu bilden, deren Teilnehmer die zukünftigen Multiplikatoren der Modellstationen waren.

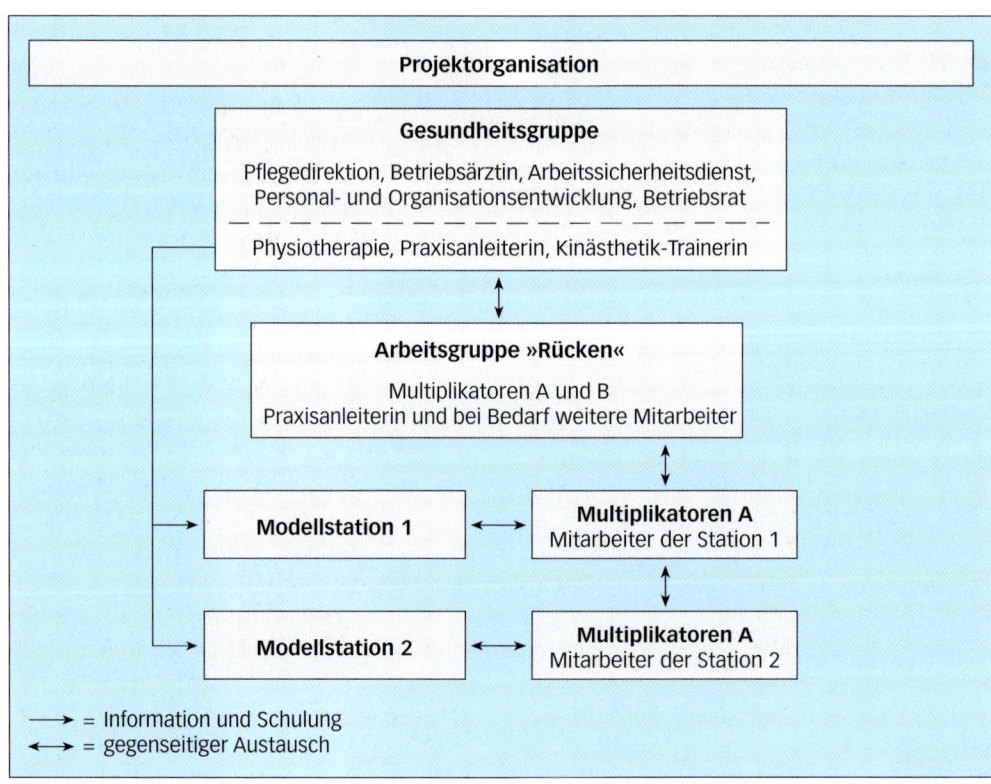

Abb. B: Die Projektstruktur.

Aufgaben dieser Arbeitsgruppe:

- Teilnahme an Schulungen (Kinästhetik/ kleine Hilfsmittel)
- Festlegung des stationsspezifischen Hilfsmittelbedarfes
- Umsetzung der rückengerechten Arbeitsweise sowie Hilfestellung und Anleitung der Kollegen auf der Station
- regelmäßige Reflexion bezüglich der Umsetzung und evtl. auftretender Probleme, Mitarbeit bei der Erstellung eines entsprechenden Leitfadens

## 2.9 Projektverlauf und Ergebnis

Zum Verlauf: Die Teilnahme an den Schulungen und an der Projektarbeit war Arbeitszeit. Die Klinik stellte Räumlichkeiten und Arbeitsmaterialien zur Verfügung, ebenso übernahm sie die Kosten für die Anschaffung von Hebehilfen und kleinen Hilfsmitteln zur Ausstattung der Modellstationen. Die »Gesundheitsgruppe« traf sich halbjährlich für jeweils ca. 1 1/2 Stunden; für die *Arbeitsgruppe »Gesunder Rücken«* fanden 17 Treffen über jeweils drei Stunden statt. Für die Multiplikatoren, die Mitarbeiter der Modellstationen und andere Mitarbeiter im Hause wurden vier Tagesveranstaltungen durchgeführt, für die Modellstationen zehn stationsinterne Schulungen. Die Multiplikatoren absolvierten darüber hinaus einen Kinästhetik-Grundkurs und ein dreitägiges, externes Seminar des Gemeindeunfallversicherungsverbandes zum Thema »Heben und Tragen«. Sie kennen jetzt die Möglichkeiten der Verhaltens- und Verhältnisprävention und beherrschen den Umgang mit kleinen Hilfsmitteln.

Zum Ergebnis: Es wurde ein Leitfaden erarbeitet (s. Kap. 3 ff), der die häufigsten Transfers in Wort und Bild beschreibt; die Modellstationen sind mit kleinen Hilfsmitteln für den Patiententransfer ausgestattet. Die *Arbeitsgruppe »Gesunder Rücken«* trifft sich auch weiterhin monatlich, sie ist für weitere Mitarbeiter offen. Ein Problem war

der auftretende Wechsel einzelner Mitglieder dieser Arbeitsgruppe auf Grund von Arbeitsplatzwechsel. Kurzfristig konnten aber neue, motivierte Mitarbeiter gefunden und geschult werden. Wichtig hierbei war, dass diese Maßnahmen von der Stationsleitung getragen wurden. Für die Modellstationen finden jetzt in regelmäßigen Abständen kleine Unterweisungen während der stationsinternen Besprechungen statt.

Das Fortbildungskonzept für alle Mitarbeiter ist dem Bedarf angepasst worden: In einem Seminar lernen die Teilnehmer Bewegungsprinzipien und Hilfsmittel kennen, die das Lagern, Bewegen und Mobilisieren von Patienten erheblich erleichtern. Es besteht aus zwei Teilen. Teil eins beinhaltet folgende Grundlagen:

Theorie:
- Gesetzlicher Arbeitsschutz
- Anatomie und Physiologie
- Be- und Entlastungsmöglichkeiten der Wirbelsäule

Praxis:
- Einführung in die Kinästhetik
- Patiententransfer ohne Hilfsmittel
- Vorstellung, Anwendung und Umgang mit den kleinen Hilfsmitteln
- Entspannungsübungen

Nach dem ersten Seminarteil haben die Teilnehmer die Möglichkeit, die vermittelten Inhalte auf der Station mit Unterstützung der Multiplikatoren und der Dozentin umzusetzen. Im zweiten Teil vertiefen sie ihre Kenntnisse, reflektieren die sich ergebenden Praxisprobleme und erarbeiten Lösungsansätze. Spezielle Patiententransfers aus dem jeweiligen Fachbereich werden praktisch geübt. Die Physiotherapeuten bieten regelmäßig Aqua-Gymnastik und Entspannungsübungen an und es werden hausinterne Kinästhetik-Grundkurse gegeben, mit anschließender Begleitung durch die Kinästhetiktrainerin. Während der Projektphase konnten die Mitarbeiter außerdem in zwei Fitness-Studios für einen verringerten monatlichen Beitrag trainieren, und die Firma Petermann gewährte dem Klinikum einen Rabatt beim Kauf der kleinen Hilfsmittel.

Die Auszubildenden in der Krankenpflege, die im Oktober 2000 begonnen haben, sind noch vor ihrem ersten Praxiseinsatz in rückengerechter Arbeitsweise geschult worden. Inhalte waren:

Block 1:

- Körperwahrnehmung, Beweglichkeit der einzelnen Massen/Zwischenräume in Form von Partnerübungen
- Patiententransfer ohne Hilfsmittel
- Maßnahmen zum rückengerechten Arbeiten

Block 2:

- Reflexion der Praxiserfahrungen
- Patiententransfer mit kleinen Hilfsmitteln

In einem Projektunterricht ist bereits ein instruktiver Videofilm über die Patiententransfers entstanden. Zur Auffrischung und Vertiefung sollen weitere Unterrichtseinheiten durchgeführt werden.

## 2.10 Weitere Vorgehensweise

Vorgesehen ist die bedarfsorientierte Ausstattung aller Stationen mit kleinen Hilfsmitteln, die aktive Beteiligung weiterer Mitarbeiter in der *Arbeitsgruppe »Gesunder Rücken«*, sowie deren Teilnahme an einem Kinästhetik-Grundkurs. Die Stationen sollen durch die Mitglieder der *Arbeitsgruppe »Gesunder Rücken«* fachbereichsbezogen begleitet werden.

## 2.11 Fazit und Ausblick

Nach meiner Einschätzung ist es mit diesem Projekt gelungen, mit geringen Mitteln bereits eine gute Wirkung zu erzielen. Die Aktivitäten werden weitergeführt – die gemachten Erfahrungen lassen sich auf die anderen Bereiche des Klinikums übertragen, um eine noch breitere Akzeptanz gesundheitsfördernden Arbeitens zu erreichen. Der Ansatz kann ebenso von anderen Kliniken/Pflegeeinrichtungen und weiteren Gesundheitsfachberufen übernommen werden.

# 3. Allgemeine Voraussetzungen für rückengerechtes Arbeiten

**Bezogen auf den Patienten:**

- Informieren Sie den Patienten über die vorgesehene Maßnahme und geben Sie eindeutige Anweisungen.
- Berücksichtigen Sie das Krankheitsbild des Patienten und beziehen Sie die vorhandenen Ressourcen mit ein.
- Bewegen Sie die einzelnen Körperteile (Kopf, Arme, Brustkorb, Becken und Beine) gegebenenfalls einzeln.*
- Greifen Sie den Patienten niemals im Bereich der Gelenke oder ziehen Sie daran.
- Ziehen Sie dem Patienten geschlossene, rutschfeste Schuhe an.
- Holen Sie den Patienten beim Transfer so nah wie möglich an ihren eigenen Körper heran.

**Bezogen auf die Mitarbeiter:**

- Tragen Sie geschlossene, rutschfeste Schuhe und bequeme Dienstkleidung, die eine Schrittstellung zulässt.
- Überschätzen Sie Ihre eigenen körperlichen Voraussetzungen nicht. Arbeiten Sie im Zweifelsfall lieber zu zweit.
- Gewährleisten Sie koordinierte Bewegungsabläufe. Lassen Sie den Patienten nach Möglichkeit selbst das »Kommando« geben.
- Sie sollten die unterschiedlichen Mobilisationstechniken anwenden können.
- Nehmen Sie regelmäßig an Schulungen im Umgang mit Hilfsmitteln und speziellen Handlungskonzepten teil.
- Nutzen Sie Entspannungs-, Rückenkräftigungs- und Fitnessangebote.

**Bezogen auf die Umgebung:**

- Bringen Sie das Pflegebett auf Arbeitshöhe (in Hüfthöhe, sodass Ihre Hände locker auf dem Bett liegen können), anschließend wieder tiefstes Niveau.
- Achten Sie bei Transfers im Bett darauf, dass das Kopfende auf tiefstem Niveau ist bzw. eine leichte Kopftieflage besteht.
- Nutzen Sie die technischen Möglichkeiten des Pflegebettes.
- Bringen Sie bei Bedarf zur Sicherheit des Patienten ein Bettgitter an.
- Schaffen Sie genügend Platz für den Transfer.

**Bezogen auf die Hilfsmittel:**

- Sie sollten den sicheren Umgang und die sichere Handhabung der Hilfsmittel bzw. die Gefahren im Umgang damit kennen.
- Überprüfen Sie die Hilfsmittel regelmäßig auf ihren Betriebszustand.
- Beachten Sie bei der Aufbereitung der Hilfsmittel die Hygienevorschriften.

Durch den Einsatz von kleinen Hilfsmitteln zum Bewegen von Patienten sowie durch eine rückengerechte und Patienten aktivierende Arbeitsweise kann die Belastung der Wirbelsäule reduziert werden. Die kleinen Hilfsmittel zum rückengerechten Patiententransfer sind ebenfalls untereinander kombinierbar. Bei sachgerechter Anwendung wird eine deutliche Entlastung der Lendenwirbelsäule erreicht. Gleichzeitig wird je nach Krankheitsbild des Patienten die Aktivität gefördert bzw. gefordert.

---

* Diese Körperteile werden in der Kinästhetik »Massen« genannt.

# 4. Bewegen des Patienten im Bett

## 4.1 Bewegen zum Kopfende

### 4.1.1 Bettleiter

| 1 | wenig | H |
|---|-------|---|

Dieser Bewegungsablauf kann nach Anleitung durch eine Pflegeperson von einem geringfügig eingeschränkten Patienten mit Hilfe einer Bettleiter und einer Antirutsch-Matte selbstständig durchgeführt werden:

- Informieren Sie den Patienten über die Vorgehensweise.
- Lassen Sie ihn sich mit Hilfe der Bettleiter in die sitzende Position bewegen. Zur Unterstützung kann das Kopfteil hochgestellt werden (Abb. 1 und 2).
- Der Patient bewegt sich durch Gewichtsverlagerung im Wechsel von der rechten Gesäßhälfte auf die linke Gesäßhälfte (Entengang) schrittweise Richtung Kopfende, bis die gewünschte Position erreicht ist (Abb. 3).
- Um das Wegrutschen der Füße zu verhindern, arbeiten Sie mit der Antirutsch-Matte.

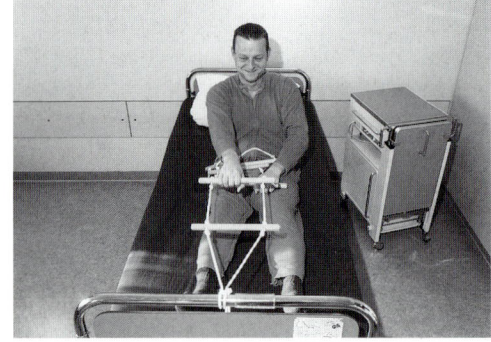

Abb. 1

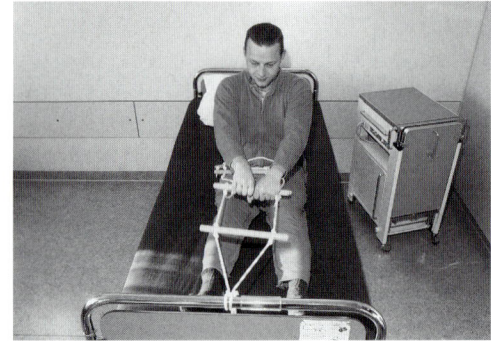

Abb. 2

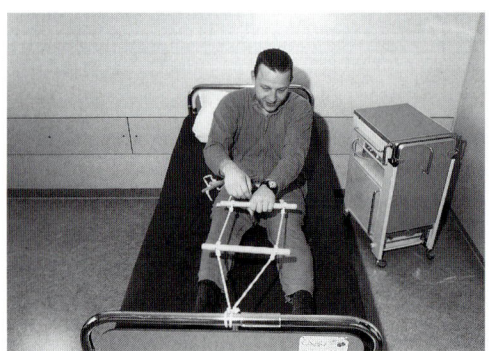

Abb. 3

## 4.1.2 S-Griff

| 2 | mittel | schwer |
|---|--------|--------|

Dieser Bewegungsablauf lässt sich von zwei Pflegenden bei einem leicht oder stark eingeschränkten Patienten ohne Hilfsmittel durchführen. Er kann im Rahmen seiner Möglichkeiten mitwirken:

- Informieren Sie den Patienten über die Vorgehensweise.
- Die Pflegekräfte stehen an beiden Seiten des Bettes.
- Stellen Sie die Beine des Patienten auf (aktiv, passiv).
- Bewegen Sie den Patienten leicht zur Seite, um die Hände in Position zu bringen. Beide Pflegekräfte treffen sich mit der jeweils rechten oder linken Hand unter dem Kreuzbein des Patienten (Abb. 4). Die freie Hand der einen Pflegekraft unterstützt den Schulterbereich, die freie Hand der zweiten Pflegekraft greift unter die Oberschenkel des Patienten (Abb. 5).
- Beide Pflegekräfte nehmen ihre entsprechende Position ein und ziehen/schieben den Patienten Richtung Kopfende:
- Eine Pflegekraft zieht den unteren Teil des Körpers (Beine), die andere Pflegekraft zieht den oberen Teil des Körpers (Schulterbereich) Richtung Kopfende.
- Den schweren Beckenbereich ziehen die Pflegekräfte gemeinsam.

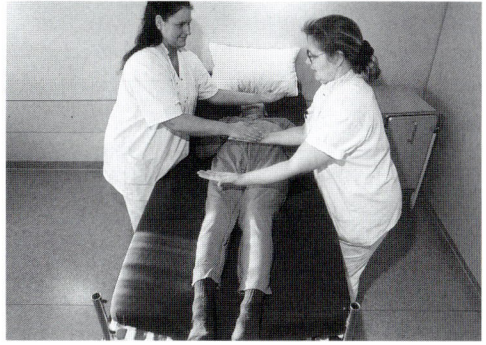

Abb. 4

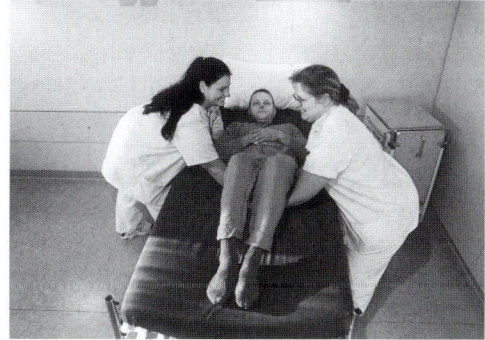

Abb. 5

*Der Patient wird nicht von der Matratze angehoben, sondern Richtung Kopfende geschoben/gezogen. Dabei dienen die Arme der Pflegekräfte als »Gleitschiene«.*

### 4.1.3 Gleitgriff

| 2 | mittel | schwer |
|---|--------|--------|

Dieser Transfer ist von zwei Pflegepersonen bei einem leicht oder stark eingeschränkten Patienten durchführbar, ohne dass besondere Hilfsmittel erforderlich sind:

- Informieren Sie den Patienten über die Vorgehensweise.
- Die Pflegekräfte stehen an beiden Seiten des Bettes.
- Beide Pflegekräfte legen jeweils ihren rechten bzw. linken Unterarm als Gleitfläche unter das Schulterblatt und die seitliche Flanke des Patienten (Abb. 6 u. 7).
- Legen Sie die Arme des Patienten auf den Brustkorb.
- Stellen Sie die Beine des Patienten auf (aktiv oder passiv) und arbeiten Sie ggf. mit der Antirutsch-Matte (Abb. 8).
- Falls der Patient seine Beine nicht aufstellen kann, legen Sie ein Kissen unter die Kniekehle.
- Mit Ihrer freien Hand greifen die Pflegenden an das Gesäß und unterstützen aktiv die Bewegung zum Kopfende.

*Der Patient wird nicht von der Matratze angehoben, sondern Richtung Kopfende gezogen/geschoben.*

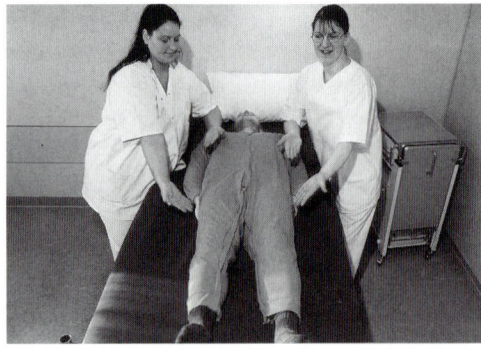

Abb. 6

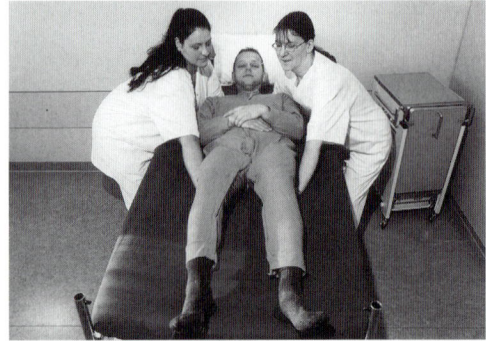

Abb. 7

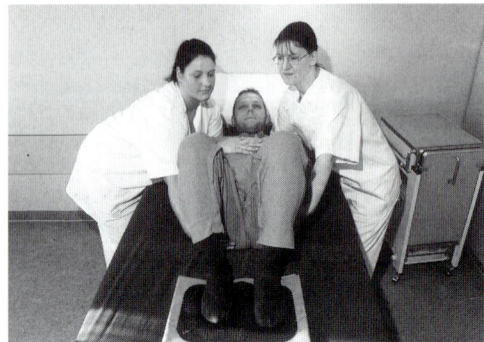

Abb. 8

## 4.1.4  Gleitmatte (zwei Pflegepersonen)

| 2 | mittel | schwer | H |
|---|---|---|---|

Dieser Transfer ist von zwei Pflegepersonen bei einem leicht oder stark eingeschränkten Patienten mit Hilfe einer Gleitmatte durchführbar:

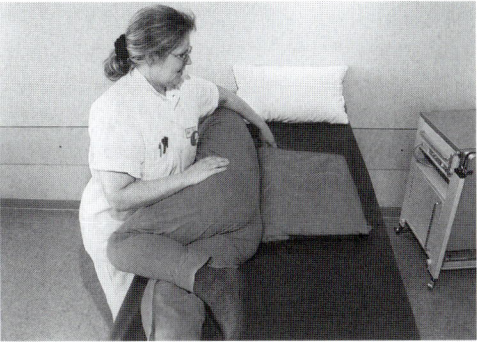

Abb. 9

- Informieren Sie den Patienten über die Vorgehensweise.
- Die Pflegekräfte stehen an beiden Seiten des Bettes.
- Bewegen Sie den Patienten in Seitenlage (Seitenlagerung siehe 4.2.1).
- Positionieren Sie die Gleitmatte in Höhe des Beckenkamms und im Lendenwirbelbereich *(Wichtig: nicht das gesamte Gesäß auf die Gleitmatte legen)*. Die Öffnungen der Gleitmatte sind seitlich (Abb. 9).
- Darüber legen Sie das Stecklaken als Ziehtuch (Abb. 10).
- Stellen Sie die Beine des Patienten auf (aktiv, passiv) und arbeiten Sie ggf. mit der Antirutsch-Matte.
- Nun ziehen Sie den Patienten Richtung Kopfende.
- Entfernen Sie dann die Hilfsmittel.

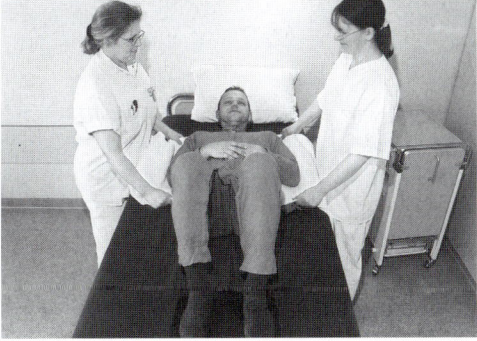

Abb. 10

*Bei der Anwendung der Gleitmatte für den Transfer zum Kopfende immer darauf achten, dass lange Haare zusammengebunden werden müssen, oder den Kopf des Patienten auf ein Kissen legen.*

### 4.1.5 Gleitmatte (eine Pflegeperson)

| 1 | mittel | H |
|---|--------|---|

Eine Pflegeperson kann diesen Transfer bei einem leicht eingeschränkten Patienten mit Hilfe der Gleitmatte durchführen, der Patient kann teilweise mithelfen:

- Informieren Sie den Patienten über die Vorgehensweise.
- Sie stehen an der rechten oder linken Seite des Bettes. Bitten Sie den Patienten, sich auf die Seite zu bewegen (Seitenlage siehe 4.2.1).
- Positionieren Sie die Gleitmatte in Höhe des Beckenkamms und im Lendenwirbelbereich *(Wichtig: nicht das gesamte Gesäß auf die Gleitmatte legen.)* Die Öffnung der Gleitmatte ist seitlich.
- Stellen Sie die Beine des Patienten auf (aktiv, passiv) und arbeiten Sie ggf. mit der Antirutsch-Matte.
- Falten Sie das Stecklaken der Länge nach und legen Sie es um die Oberschenkel des Patienten (Abb. 11), *alternativ* lässt sich auch ein Haltegurt um die Oberschenkel legen (Abb. 12).
- Mit einer Hand unterstützen Sie den Schulterbereich, die andere Hand greift das Stecklaken als Ziehtuch oder den Haltegurt (Abb. 13).
- Nehmen Sie die richtige Position ein und bewegen den Patienten Richtung Kopfende.
- Entfernen Sie anschließend die Hilfsmittel.

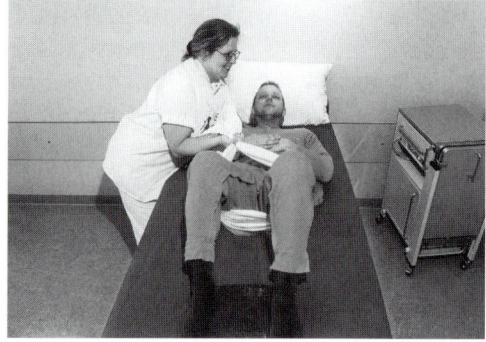

Abb. 11

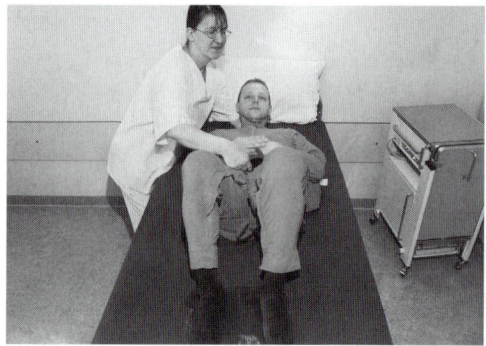

Abb. 12

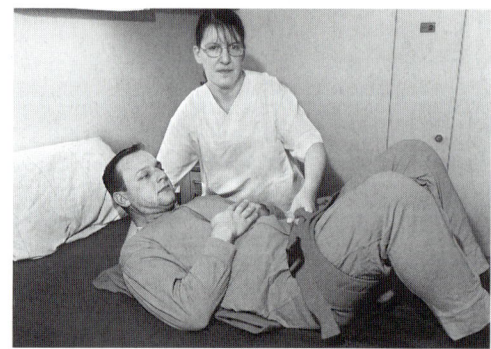

Abb. 13

### 4.1.6 Schrittweise bewegen/ »Zangen«-Griff

| 1 | | mittel | schwer |
|---|---|--------|--------|

Auch *eine* Pflegeperson allein kann einen leicht oder stark eingeschränkten Patienten ohne Hilfsmittel schrittweise zum Kopfende bewegen:

**Erster Schritt:**

**Bewegen des Beckens Richtung Kopfende**

- Informieren Sie den Patienten über die Vorgehensweise.
- Sie stehen an der rechten oder linken Seite des Bettes.
- Der Patient bewegt sich nun auf die Seite (Seitenlage siehe 4.2.1).
- Der Rücken des Patienten ist Ihnen zugewandt.
- Fassen Sie flächig mit beiden Händen unter den Beckenkamm und den Trochanter des Patienten (Abb. 14).

*Alternativ:* Eine Hand greift unten, die andere von oben an das Becken (Abb. 15).

- Positionieren Sie sich so weit wie möglich am Kopfende des Patienten.
- Verlagern Sie das eigene Körpergewicht nach hinten und ziehen dadurch das Becken des Patienten in Richtung Kopfende.

> **Tipp:** *Die Unterarme der Pflegekraft bleiben während des gesamtem Transfers auf dem Bett liegen, so kommt sie nicht in Versuchung zu heben.*

**Zweiter Schritt: Bewegen des Oberkörpers Richtung Kopfende**

- Schieben Sie von hinten eine Hand als Gleitfläche unter die liegende Schulter des Patienten (Abb. 16), die andere Hand wird locker an das Sternum des Patienten gelegt. *Alternativ* legen Sie die andere Hand um die oben liegende Schulter des Patienten (Abb. 17.) und legen ggf. den Oberkörper des Patienten auf Ihren Unterarm.
- Durch die Körperverlagerung ziehen Sie den Oberkörper langsam zur Bettmitte.

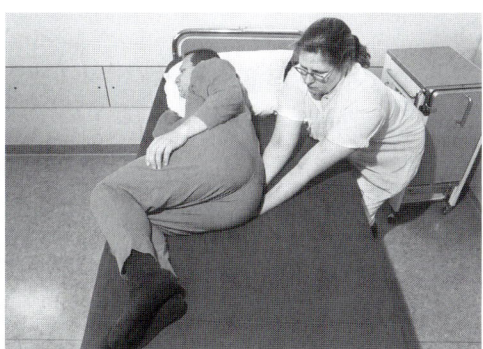

Abb. 14

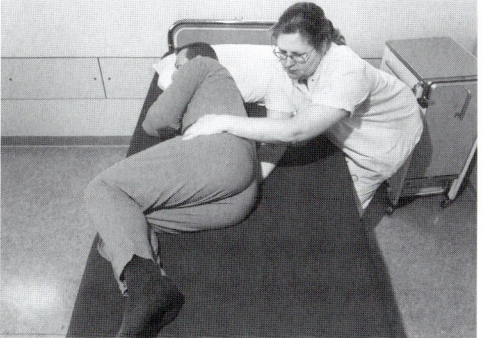

Abb. 15

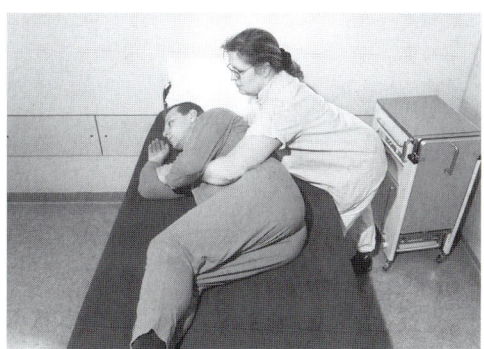

Abb. 16

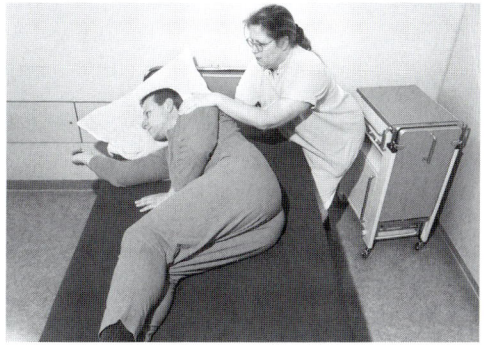

Abb. 17

### 4.1.7 Hebematte (zwei Pflegepersonen)

| 2 | mittel | schwer | H |
|---|--------|--------|---|

Dieser Bewegungsablauf lässt sich von zwei Pflegenden bei einem leicht oder stark eingeschränkten Patienten mit Hilfe einer Hebematte durchführen. Der Patient kann im Rahmen seiner Möglichkeiten mitwirken:

- Informieren Sie den Patienten über die Vorgehensweise.
- Sie und die zweite Pflegekraft stehen an jeweils an einer Seite des Bettes.
- Der Patient bewegt sich auf die Seite (Seitenlage siehe Seite 4.2.1)
- Bringen Sie die Hebematte unter den Patienten, so dass der gesamte Rücken und das Gesäß auf der Hebematte aufliegen (Abb. 18).
- Sie und die andere Pflegekraft fassen die beiden Handgriffe und ziehen den Patienten Richtung Kopfende.
- Entfernen Sie die Hebematte.

*Der Patient wird nicht von der Matratze angehoben.*
*Legen Sie bei langen Haaren den Kopf des Patienten auf ein Kissen.*

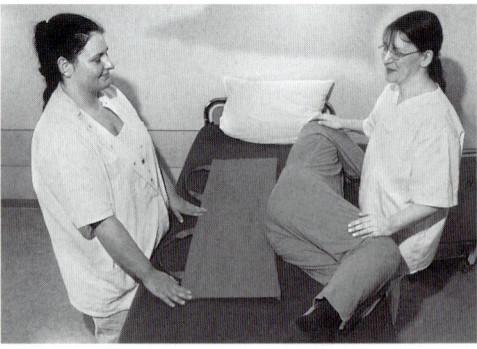

Abb. 18

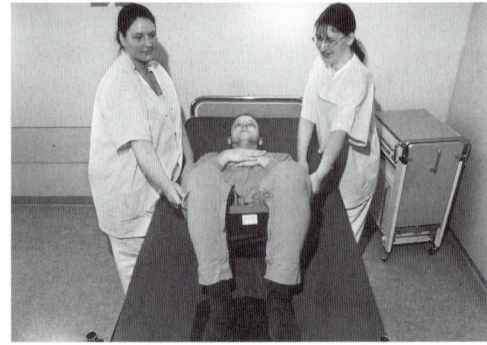

Abb. 19

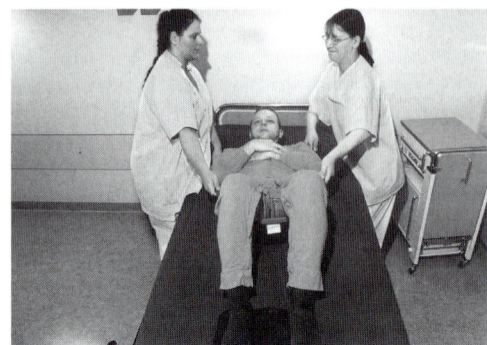

Abb. 20

### 4.1.8 Hebematte (eine Pflegeperson)

| 1 | | | mittel | | H |
|---|---|---|---|---|---|

Dieser Bewegungsablauf lässt sich von einer Pflegeperson bei einem leicht eingeschränkten Patienten mit Hilfe der Hebematte durchführen. Der Patient kann im Rahmen seiner Möglichkeiten mitwirken:

- Informieren Sie den Patienten über die Vorgehensweise.
- Sie stehen an der rechten oder linken Seite des Bettes.
- Der Patient bewegt sich auf die Seite (Seitenlage siehe 4.2.1).
- Bringen Sie die Hebematte unter den Patienten, so dass der gesamte Rücken und das Gesäß auf der Hebematte aufliegen.
- Der Patient stellt, wenn möglich, die Beine selbst auf (aktiv, passiv).
- Legen Sie die Antirutsch-Matte unter die Füße des Patienten.
- Ziehen Sie durch die unteren gegenuberliegenden Handgriffe an der Hebematte ein Stecklaken, so dass die Handgriffe miteinander verbunden sind (Abb. 21).
- Greifen Sie das Stecklaken und ziehen den Patienten Richtung Kopfende und bitten ihn dabei um Mithilfe (Abb. 22).
- Entfernen Sie die Hilfsmittel.

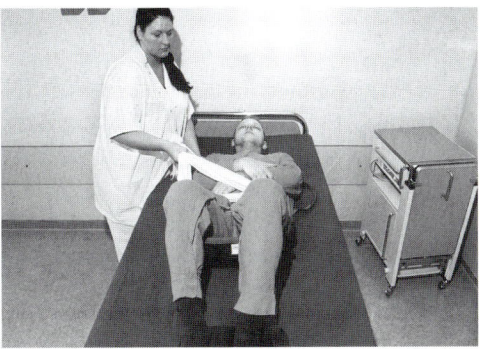

Abb. 21

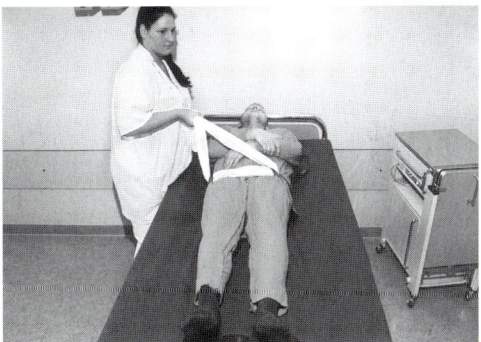

Abb. 22

## 4.2 Drehen und Lagern im Bett

### 4.2.1 Patienten auf die Seite drehen

**1** | | | **mittel** | **schwer**

Eine Pflegeperson kann einen leicht oder stark eingeschränkten Patienten ohne Hilfsmittel schrittweise auf die Seite drehen:

- Informieren Sie den Patienten über die Vorgehensweise.
- Sie stehen an jener Bettseite, zu der sich der Patient drehen soll.
- Stellen Sie das – von Ihrer Position aus gesehen – körperferne Bein des Patienten auf bzw. bitten ihn, es aufzustellen (Abb. 23 u. 24).

- Legen Sie den körperfernen Arm des Patienten auf seine Brust. Dann bringen Sie den körpernahen Arm in Außenrotation (Handrücken auf die Matratze), um eine Blockierung durch die Schulter zu vermeiden.
- Der Kopf des Patienten ist zur Seite gedreht.
- Durch gleichzeitigen leichten Zug und Druck auf das Knie drehen Sie den Patienten zu sich auf die Seite (Abb. 25 u. 26).
- Unterstützen Sie ggf. die körperferne Schulter des Patienten bzw. bringen ihn in eine leichte Oberkörperbeugung (Abb. 26).

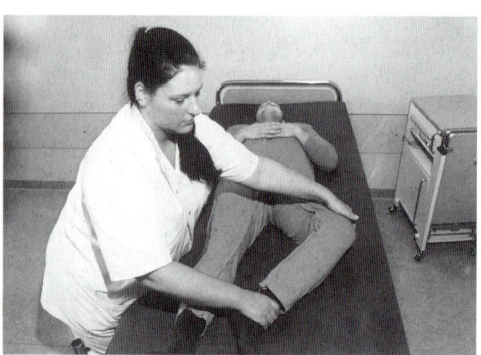

Abb. 23

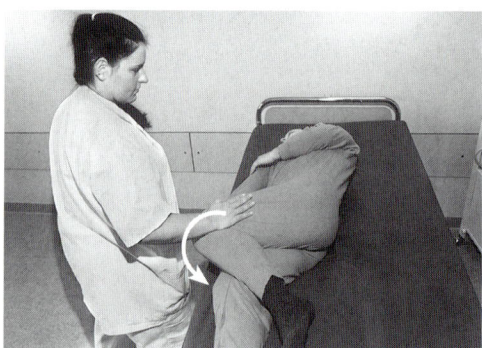

Abb. 25

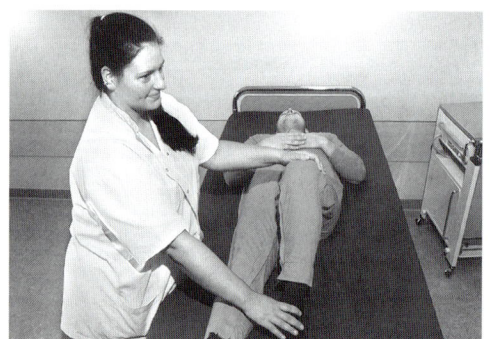

Abb. 24

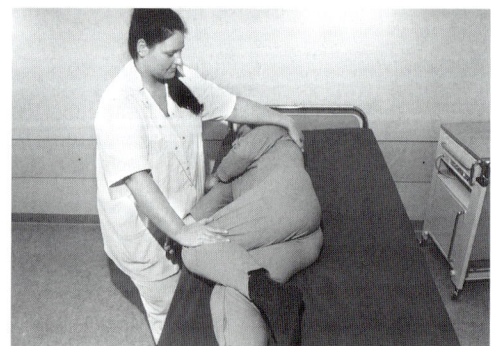

Abb. 26

### 4.2.2 Seitenlagerung /
#### Umlagern mit der Gleitmatte

| **1** | | | **mittel** | **schwer** | **H** |
|---|---|---|---|---|---|

Eine Pflegeperson kann diese Lagerung bei einem leicht und stark eingeschränkten Patienten mit Hilfe der Gleitmatte durchführen, der Patient kann teilweise mithelfen:

- Informieren Sie den Patienten über die Vorgehensweise.
- Sie stehen an der rechten oder linken Seite des Bettes.
- Der Patient bewegt sich auf die Seite (Seitenlage siehe 4.2.1).
- Positionieren Sie die Gleitmatte unter dem Gesäß des Patienten, mit den Öffnungen der Gleitmatte Richtung Kopf- und Fußende, und legen ein Stecklaken über die Matte (Abb. 27).
- Der Patient legt die Beine übereinander. Dabei bleibt das Bein der Seite, zu der er gedreht werden soll, unten (Abb. 28).
- Durch den Zug am Stecklaken bringen Sie den Patienten in Seitenlage.
- Ggf. kann der Patient sich mit Hilfe der Gleitmatte selbstständig bewegen oder drehen.

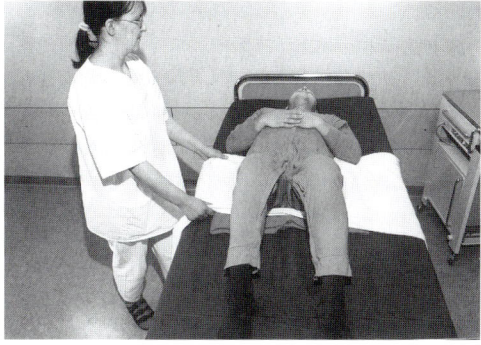

Abb. 27

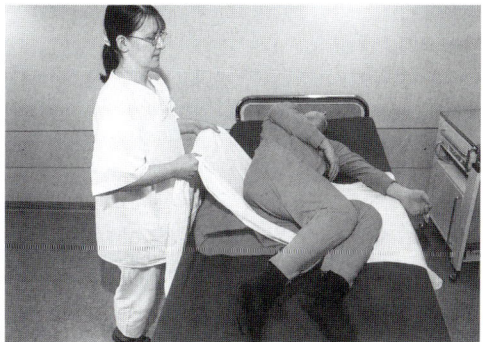

Abb. 28

*Durch den Zug nach links wird der Patient in die rechte Seitenlage, durch den Zug nach rechts in die linke Seitenlage gebracht. Die Gleitmatte kann bei Bedarf im Bett belassen werden.*

### 4.2.3 Seitwärts bewegen im Bett in zwei Schritten

| 1 | | | | schwer | |
|---|---|---|---|---|---|

Eine Pflegeperson hat die Möglichkeit, mit diesem Ablauf einen stark eingeschränkten Patienten ohne Hilfsmittel im Bett seitwärts zu bewegen:

**Erster Schritt:**
**Seitwärtsbewegung des Beckens**

- Informieren Sie den Patienten über die Vorgehensweise.
- Sie stehen an jener Seite des Bettes, zu der der Patient bewegt werden soll.
- Sie legen die Arme des Patienten auf seine Brust.
- Stellen Sie das körpernahe Bein des Patienten auf (aktiv, passiv). Üben Sie einen leichten Druck auf das Knie des Patienten aus, um sein Becken etwas seitwärts

von sich weg zu drehen. Dadurch können Sie Ihre Hand unter dem Becken des Patienten platzieren. Das Gewicht des Patienten wird in der Hand spürbar (Abb. 29).

- Rollen Sie mit Ihrer freien Hand das Becken des Patienten auf Ihren Unterarm und halten Sie die Bewegung kurz an (Abb. 30).
- Ziehen Sie nun mit Ihrer unten liegenden Hand langsam am Gesäß des Patienten und üben Sie mit der oberen Hand gleichzeitig Druck auf das Becken des Patienten aus. Dadurch rollt das Becken des Patienten zurück und er bewegt sich damit an die Bettkante (Abb. 31).

**Zweiter Schritt:**
**Seitwärtsbewegung des Oberkörpers**

- Wiederholen Sie den Bewegungsablauf mit dem Oberkörpers (Abb. 32).

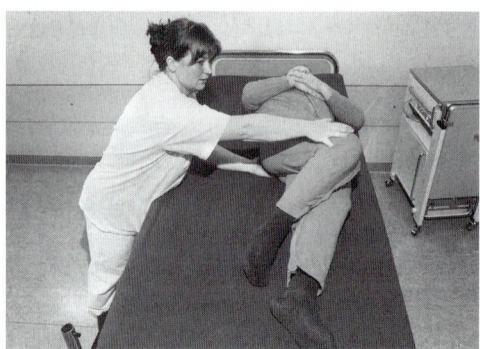

Abb. 29

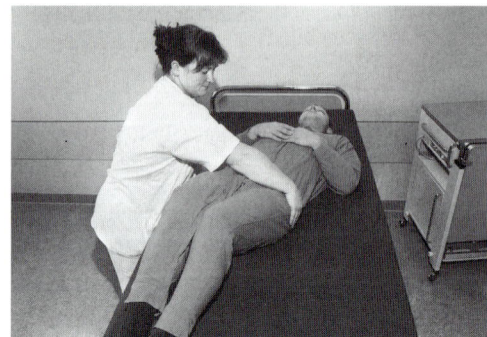

Abb. 31

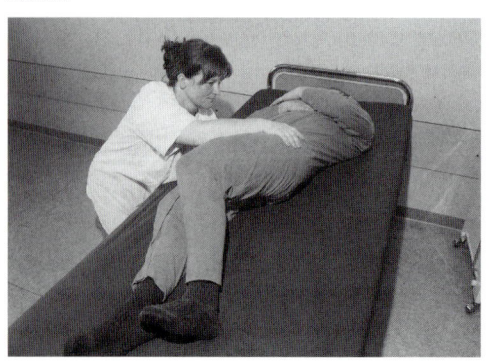

Abb. 30

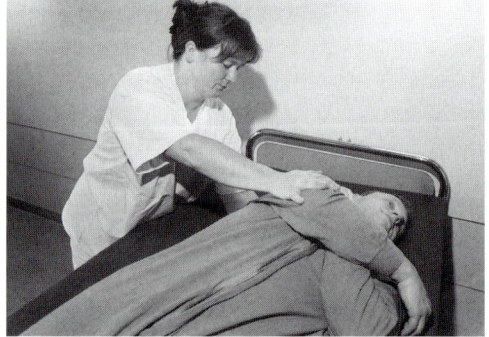

Abb. 32

### 4.2.4 Anheben des Gesäßes mit dem Hebekissen

**1**  **mittel** **schwer** **H**

Hier wird die Möglichkeit aufgezeigt, wie eine Pflegeperson, mit Hilfe des Hebekissens das Becken eines leicht oder stark eingeschränkten Patienten anheben kann:

- Informieren Sie den Patienten über die Vorgehensweise.
- Stellen Sie sich – in Höhe des Gesäßes des Patienten – in Schrittstellung an das Bett.
- Vor Benutzung führen Sie den Rollstab **nur bis zur eingekerbten Markierung (ca. 10 cm)** in das Hebekissen ein.
  a) Zur Intimpflege oder zum Legen eines Dauerkatheters legen Sie das Hebekissen in einem Winkel von ca. 45° in der Gesäßmitte an.
  b) Zur Anwendung des Steckbeckens legen Sie das Hebekissen in Höhe Lendenwirbelsäule/Beckenkamm an, ebenfalls in ca. 45°.
- Schieben Sie jetzt den Rollstab einige Zentimeter tiefer in das Hebekissen ein (Abb. 35).
- Gleichzeitig greift Ihre freie Hand – über den Patienten hinüber – an seine Hüfte.
- Jetzt schieben Sie den Stab vollständig in das Hebekissen (Abb. 36).
- Das Gesäß des Patienten hebt sich an.

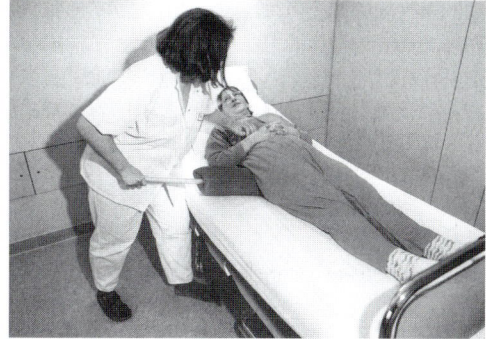

Abb. 35

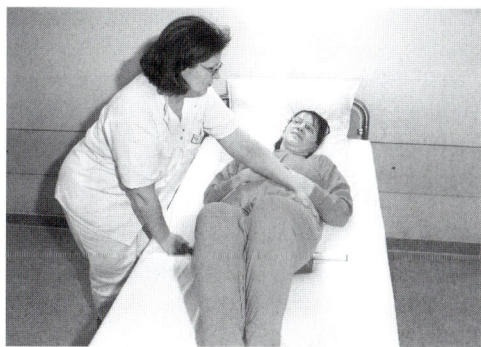

Abb. 36

*Bei Inkontinenz des Patienten wird das Hebekissen mit einer Schutzhülle versehen.*

## 4.3 Aufsetzen im Bett

### 4.3.1 Aufrichten des Patienten (spiralige Bewegung)

**1** | | **mittel** | **schwer**

Eine Pflegeperson kann einen leicht oder stark eingeschränkten Patienten ohne Hilfsmittel beim Aufrichten unterstützen:

- Informieren Sie den Patienten über die Vorgehensweise.
- Der Patient kann sich über eine seitliche Drehbewegung und gleichzeitiges Abstützen auf den Unterarm (Ellenbogen) in die sitzende Position bewegen.
- Er kann ein Bein leicht anwinkeln, wenn möglich.

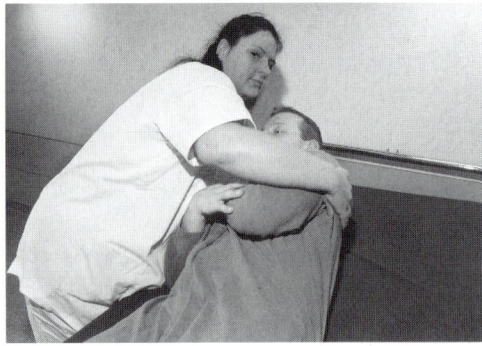

Abb. 37

Wenn der Patient nicht in der Lage ist, diese Bewegung selbstständig durchzuführen, können Sie als Pflegekraft folgendermaßen vorgehen:

- Bringen Sie Ihren Unterarm unter den Schultergürtel des Patienten (Abb. 37).
- Ihre freie Hand umfasst die gegenüberliegende Schulter des Patienten.
- Nun bewegen Sie den Patienten durch eine Beuge- und Drehbewegung und Abrollen über den Ellenbogen/Unterarm (spiralig) in die sitzende Position (Abb. 38).

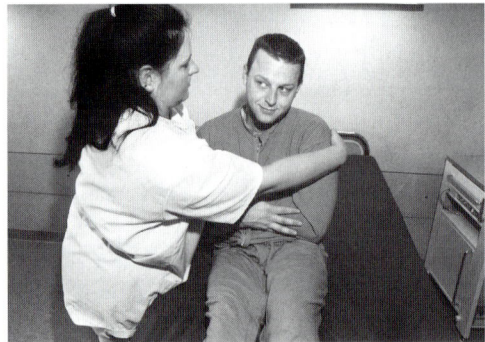

Abb. 38

## 4.3.2 Bettleiter

| 1 | wenig | H |
|---|-------|---|

Nach Anleitung/Unterstützung durch eine Pflegeperson kann sich ein geringfügig eingeschränkter Patient mit Hilfe der Bettleiter selbstständig in die sitzende Position bringen:

- Informieren Sie den Patienten über die Vorgehensweise.
- Erklären Sie dem Patienten, dass er sich mit Hilfe der Bettleiter über eine leichte Drehbewegung Sprosse für Sprosse in die sitzende Position bewegen kann.
- Bitten Sie den Patienten, wenn möglich, ein Bein leicht anzuwinkeln (Abb. 39).
- Sie können die Bettleiter auch seitlich am Bettende anbringen.

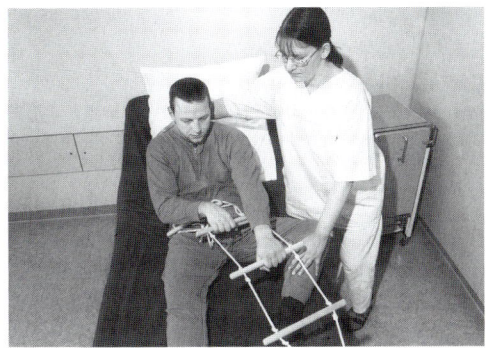

Abb. 39

*Zur Erleichterung kann das Kopfteil vorher hochgestellt werden.*

### 4.3.3 Hebematte

| 1 | | | mittel | schwer | H |

Dieser Positionswechsel lässt sich von einer Pflegeperson bei einem leicht oder stark eingeschränkten Patienten mit Hilfe der Hebematte vornehmen:

- Informieren Sie den Patienten über die Vorgehensweise.
- Sie stehen an der rechten oder linken Seite des Bettes.
- Der Patient bewegt sich nun auf die Seite (Seitenlage siehe 4.2.1).
- Bringen Sie die Hebematte so unter den Patienten, dass der gesamte Rücken und das Gesäß auf der Hebematte aufliegen (Abb. 18).
- Fassen Sie die oberen Handgriffe der Hebematte und bringen den Patienten durch eine spiralförmige Bewegung in die sitzende Position (Abb. 40).
- Das Kopfteil des Bettes wird hochgestellt.
- Zur Stabilisierung der Sitzposition legen Sie eine Handtuchrolle unter die Gesäßfalten (Abb. 41).
- Die Hebematte können Sie im Bett lassen.

*Dies ist die Kombination der Bewegungsabläufe Bewegung Richtung Kopfende (s. 4.1.8) und Aufsetzen im Bett*

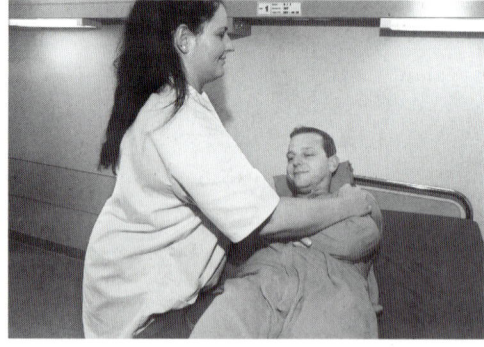

Abb. 40

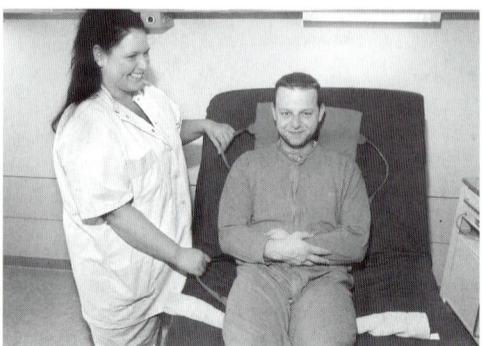

Abb. 41

## 4.4 Mobilisation auf die Bettkante

### 4.4.1 Über die Seitenlagerung

| 1 | | mittel | schwer | |
|---|---|---|---|---|

Eine Pflegeperson hat die Möglichkeit, mit diesem Ablauf einen leicht oder stark eingeschränkten Patienten ohne Hilfsmittel auf die Bettkante zu mobilisieren. Ein geringfügig eingeschränkter Patient kann diese Bewegung nach Anleitung auch selbstständig durchführen.

- Informieren Sie den Patienten über die Vorgehensweise.
- Der Patient liegt in Rückenlage in der Bettmitte.
- Sie stehen an der Bettseite, zu der sich der Patient drehen soll.
- Stellen Sie das körperferne Bein des Patienten auf (aktiv, passiv).

- Legen Sie den körperfernen Arm des Patienten auf seine Brust und bewegen Sie den Kopf des Patienten zur Seite.
- Durch gleichzeitigen leichten Zug und Druck auf das Knie drehen Sie den Patienten zu sich auf die Seite (Abb. 25 u. 26)
- Bitten Sie den Patienten, die Beine so weit wie möglich anzuwinkeln (Abb. 42).
- Sie greifen die Beine in Höhe der Kniekehle und unterstützen gleichzeitig den Oberkörper im Schulterbereich (Abb. 43).
- Durch einen zusammenhängenden Bewegungsablauf – indem Sie die Beine des Patienten aus dem Bett ziehen und gleichzeitig seinen Oberkörper aufrichten – wird der Patient auf die Bettkante gesetzt (Abb. 44 u. 45).
- Zur Erleichterung können Sie das Kopfende vorher leicht hochstellen.

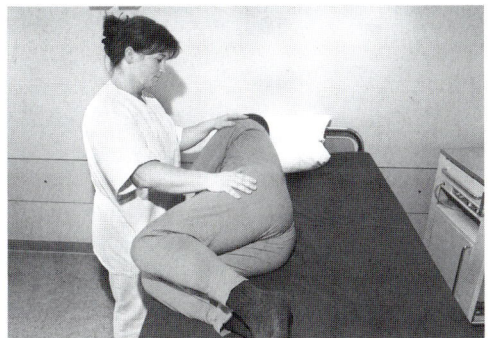

Abb. 42

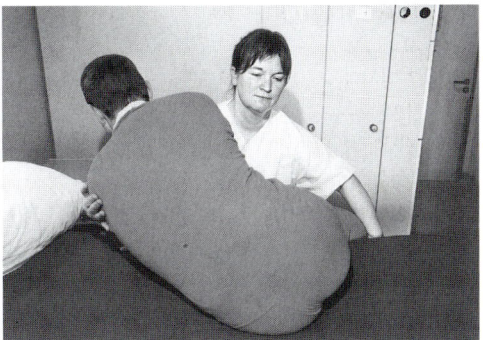

Abb. 44

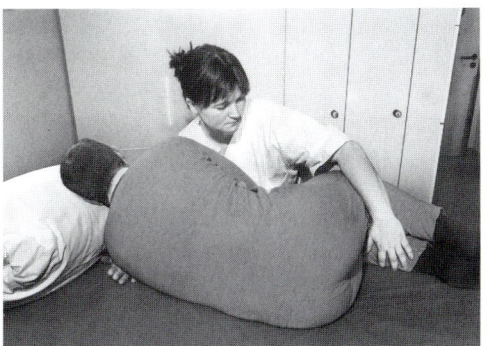

Abb. 43

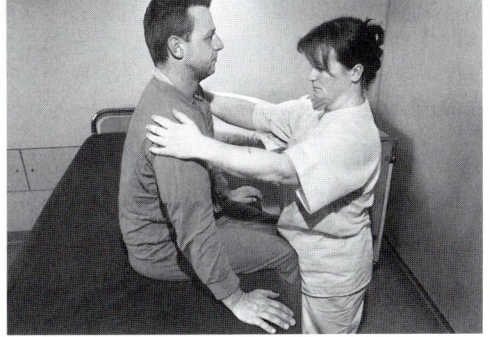

Abb. 45

*Tipp:* Legen Sie den Patienten vorab nicht zu weit an die Bettkante. Maß ist die Oberschenkellänge des Patienten, d. h. in Seitenlage liegen die angewinkelten Knie des Patienten am Bettrand (Abb. 42). Patienten mit stark eingeschränkter Bewegungsempfindung können Sie die Schuhe vorher schon im Bett anziehen.

### Zusatz:

Falls der Patient nach dem Transfer auf die Bettkante zu weit in der Bettmitte sitzt und mit den Füßen keinen Bodenkontakt hat, ist folgender Bewegungsablauf möglich:

- Durch das Kippen des Oberkörpers zur linken Seite und ein leichtes Beugen nach vorne verlagern Sie das Gewicht des Patienten auf die linke Gesäßhälfte.
- Dabei umfasst Ihr rechter Arm den Oberkörper des Patienten (Abb. 46).
- Ihre linke Hand greift unter die freie Gesäßhälfte des Patienten und zieht sie in Richtung Bettkante (Abb. 47).
- Diesen Bewegungsablauf wiederholen Sie solange im Wechsel mit der rechten Körperseite, bis die Füße des Patienten sicheren Bodenkontakt haben.
- Ist der Patient dazu in der Lage, kann er sich im »Entengang« auch alleine vorwärts bewegen (siehe 4.1.1)

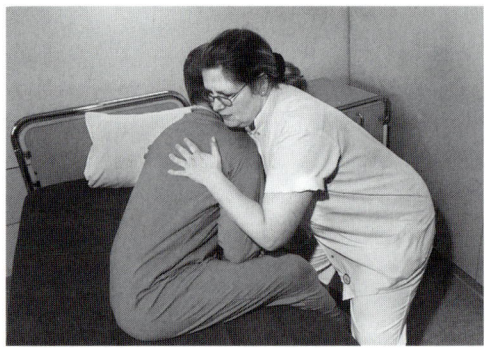
Abb. 46

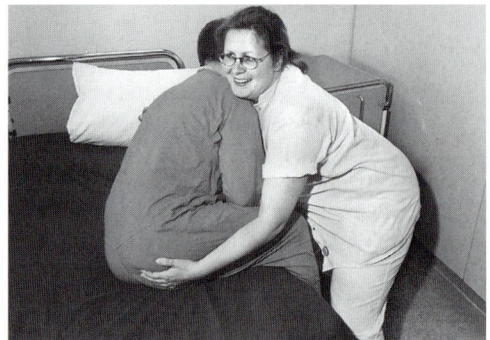
Abb. 47

*Merke:* Immer dort, wo kein Gewicht ist, kann bewegt werden.

### 4.4.2 Bettleiter

| 1 | wenig | H |
|---|---|---|

Nach Anleitung oder leichter Mitwirkung durch eine Pflegeperson kann sich ein geringfügig eingeschränkter Patient mit Hilfe der Bettleiter selbstständig auf die Bettkante setzen:

- Informieren Sie den Patienten über die Vorgehensweise.
- Sie stehen an jener Bettseite, zu der der Patient mobilisiert werden soll.
- Bringen Sie die Bettleiter seitlich an.
- Der Patient kann sich nun über eine seitliche Drehbewegung mit Hilfe der Bettleiter Sprosse für Sprosse in die sitzende Position bewegen (Abb. 48).
- Bitten Sie den Patienten, ein Bein – wenn möglich – dabei leicht anzuwinkeln.
- Stellen Sie das Kopfteil zur Unterstützung des Oberkörpers leicht auf (Abb. 49).
- Bewegen Sie die Beine des Patienten schrittweise (aktiv, passiv) an die Bettkante.
- Anschließend bewegen Sie die Beine aus dem Bett.
- Achten Sie darauf, dass der Patient seinen Oberkörper dabei ganz aufrichtet (Abb. 50).

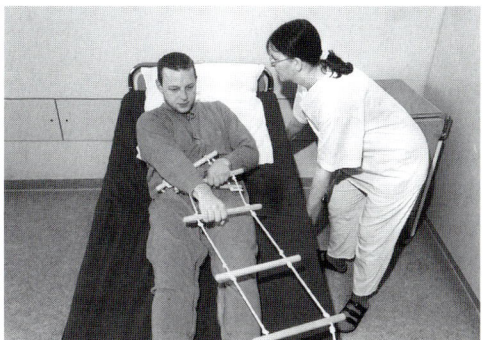

Abb. 48

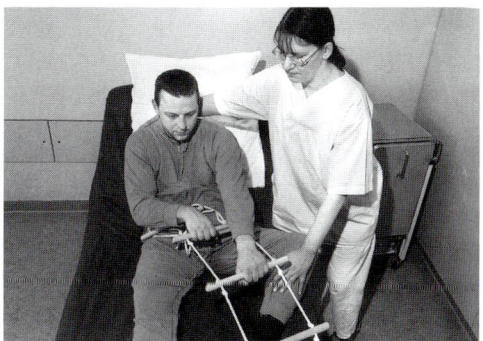

Abb. 49

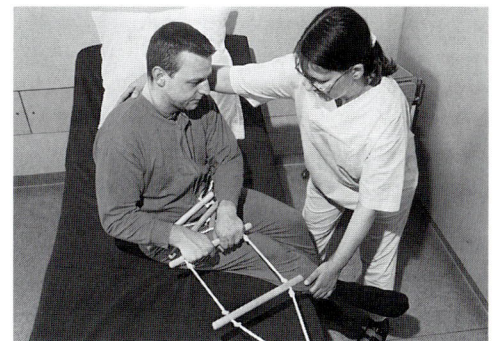

Abb. 50

# 5. Transfer des Patienten aus dem Bett

## 5.1 Transfer auf einen Stuhl

### 5.1.1 Gleichzeitige, gemeinsame Bewegung (Wechselbeziehung)

| 1 | | | mittel | | |

Mit Hilfe dieser Transfermethode hat eine Pflegeperson die Möglichkeit, einen leicht eingeschränkten Patienten ohne Hilfsmittel auf einen Stuhl, Rollstuhl oder Nachtstuhl zu bewegen. Der Patient muss kurzzeitig stehen können.

- Informieren Sie den Patienten über die Vorgehensweise.
- Der Patient wird auf die Bettkante mobilisiert (siehe 4.4.1).
- Achten Sie darauf, dass der Patient mit beiden Füßen Bodenkontakt hat.
- Der Patient greift seitlich an Ihren Brustkorb.
- Sie greifen durch die Arme des Patienten an seinen Rücken (Abb. 51).
- Der Patient richtet sich gleichzeitig gemeinsam mit Ihnen auf, indem er seinen Oberkörper vorwärts und nach unten bewegt und dadurch das Gewicht des Beckens auf die Beine verlagert (Abb. 52).
- Anschließend setzen Sie ihn durch eine leichte Drehbewegung auf den Stuhl (Abb. 53).

*Jede Bewegung wird gleichzeitig/gemeinsam mit dem Patienten durchgeführt.*

*Wichtig bei den Transfers in den Roll- oder Nachtstuhl: Entfernen Sie vorher die bettnahe Seitenlehne.*

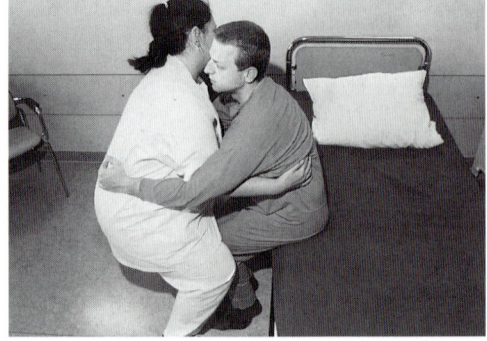

Abb. 51

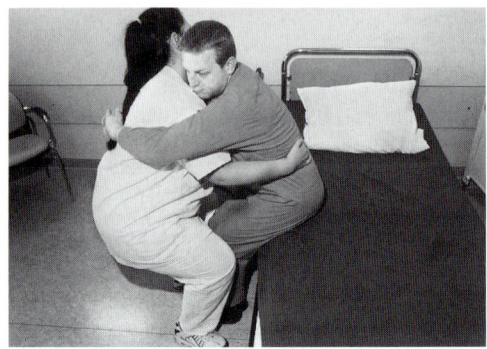

Abb. 52

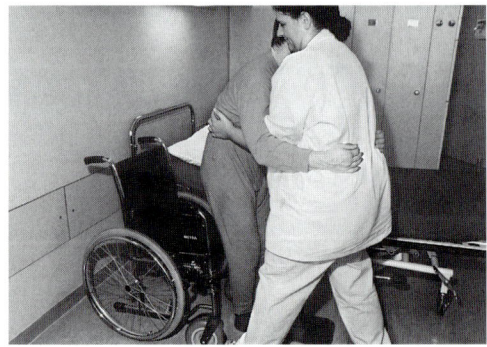

Abb. 53

## 5.1.2 Transfer mit dem Haltegurt

| 1 | | | mittel | schwer | H |
|---|---|---|---|---|---|

Mit Hilfe dieser Methode kann eine Pflege-person einen leicht oder stark eingeschränk-ten Patienten mit dem Haltegurt auf den Stuhl, Rollstuhl oder Nachtstuhl bewegen.

- Informieren Sie den Patienten über die Vorgehensweise.
- Mobilisieren Sie den Patienten auf der Bettkante (siehe 4.4.1).
- Achten Sie darauf, dass der Patient mit beiden Füßen Bodenkontakt hat.
- Legen Sie den Haltegurt so an, dass er nicht verrutschen kann.
- Sie stehen in leichter Grätschstellung vor dem Patienten.
- Unterstützen Sie gleichzeitig mit Ihren Knien die Knie des Patienten (Abb. 54).
- Der Patient legt seine Arme auf Ihre Oberarme.
- Der Patient muss nicht unbedingt in die stehende Position kommen.
- Durch Gewichtsverlagerung (die Waage halten) setzen Sie den Patienten mit einer leichten Drehbewegung auf den Stuhl (Abb. 55).

*Eine Kombination mit der Drehscheibe oder dem Rutschbrett ist möglich.*

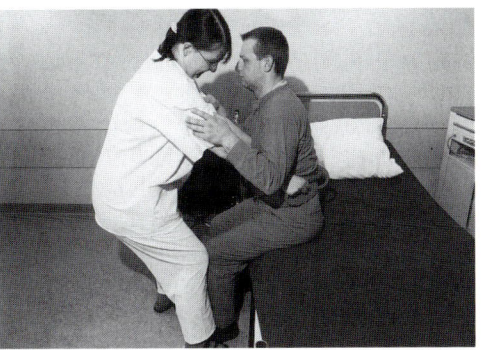

Abb. 54

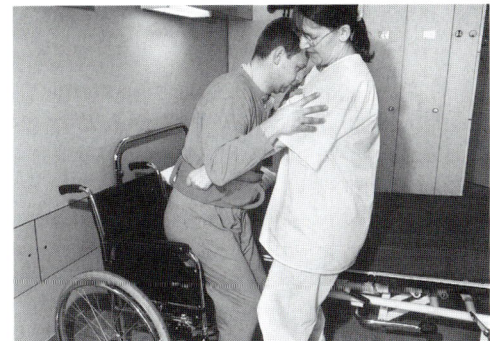

Abb. 55

### 5.1.3 Transfer mit der Gleitmatte oder dem Rutschbrett

| 1 | | | mittel | schwer | H |
|---|---|---|---|---|---|

Mit dieser Methode kann eine Pflegeperson einen leicht oder stark eingeschränkten Patienten mit Gleitmatte oder Rutschbrett auf einen Stuhl, Rollstuhl oder Nachtstuhl bewegen. Der Patient muss nicht stehen können.

- Informieren Sie den Patienten über die Vorgehensweise.
- Sie stehen an der Bettseite, zu der der Patient mobilisiert werden soll.
- Setzen Sie den Patienten auf die Bettkante (siehe 4.4.1).
- Beugen Sie den Patienten leicht zur Seite, legen Sie das Rutschbrett oder die Gleitmatte leicht schräg und nur teilweise unter die freie Gesäßhälfte (Abb. 56 u. 57).
- Der übrige Teil von Rutschbrett oder Gleitmatte liegt mittig auf dem Stuhl.
- Bringen Sie den Patienten wieder in die sitzende Position, in eine leicht nach vorn gebeugte Haltung.

- Die Arme des Patienten liegen auf Ihrer Schulter (Abb. 57 u. 58).
- Ihre Hand greift um den Oberkörper des Patienten.
- Ihre andere Hand greift und unterstützt das Becken des Patienten und schiebt ihn über das Rutschbrett oder die Gleitmatte auf den Stuhl (Abb. 59 u. 60).
- Entfernen Sie dann das Hilfsmittel.

*Diesen Transfer kann der Patient nach entsprechender Anleitung auch selbstständig durchführen.*

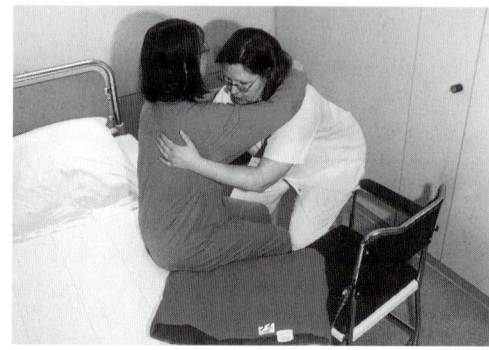
Abb. 58

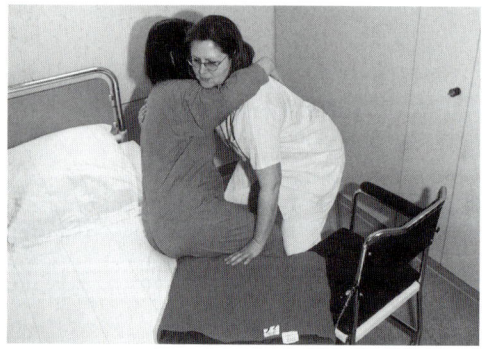
Abb. 56

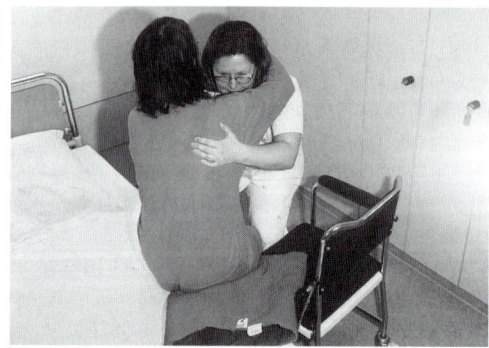
Abb. 59

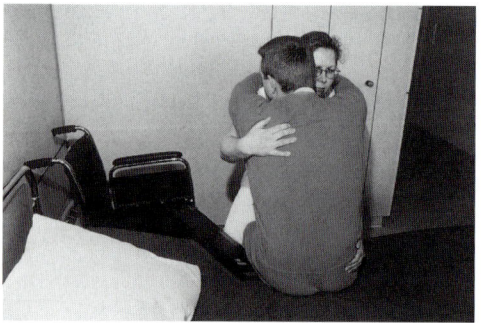
Abb. 57

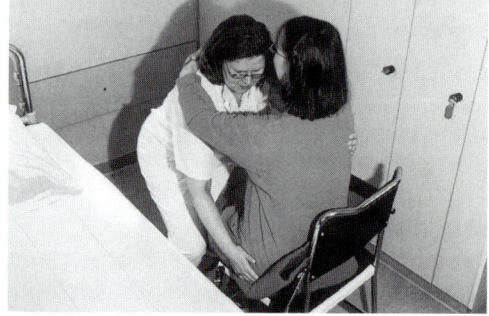
Abb. 60

# 6. Transfer in das Bett

## 6.1 Transfer Stuhl/Bett

### 6.1.1 Mit Rutschbrett und Haltegurt

| 1 | | | mittel | schwer | H |
|---|---|---|--------|--------|---|

Die Pflegeperson kann durch Anwendung von Haltegurt und Rutschbrett einen leicht oder stark eingeschränkten Patienten auf den Stuhl, Rollstuhl oder Nachtstuhl transferieren. Der Patient muss nicht unbedingt stehen können.

- Informieren Sie den Patienten über die Vorgehensweise.
- Sie stehen an der Bettseite, zu der der Patient mobilisiert werden soll.
- Setzen Sie den Patienten auf die Bettkante (siehe 4.4.1) und legen Sie den Haltegurt an.
- Beugen Sie den Patienten leicht zur Seite und legen Sie das Rutschbrett leicht schräg und nur teilweise unter die freie Gesäßhälfte.
- Der übrige Teil des Rutschbrettes liegt mittig auf dem Stuhl.
- Der Patient legt die Arme auf Ihre Schulter (Abb. 61).
- Greifen Sie die Haltegriffe des Gurtes.
- Unterstützen Sie gleichzeitig mit Ihren Knien die Knie des Patienten (Abb. 62) und ziehen ihn über das Rutschbrett auf die Bettkante.
- Achten Sie darauf, dass Sie dabei ein Gegengewicht bilden (die Waage halten).

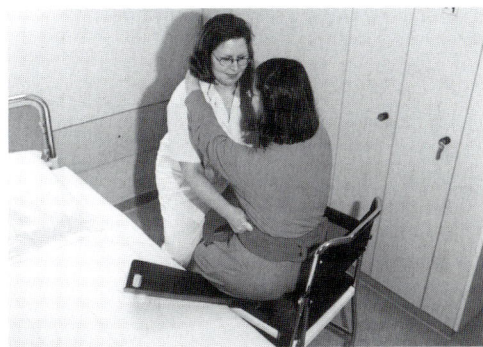

Abb. 61

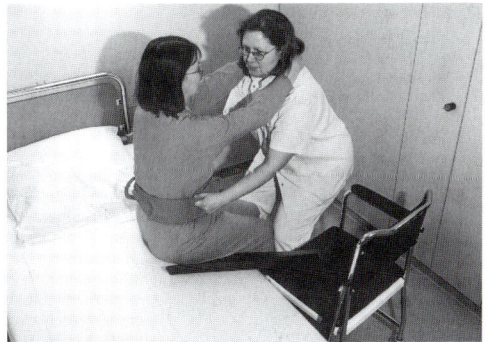

Abb. 62

*Der Transfer ist auch mit zwei Pflegepersonen möglich. Dabei begibt sich die zweite Pflegekraft hinter den Patienten, greift ebenfalls die Haltegriffe des Gurtes und unterstützt so den Zug auf die Bettkante. Falls möglich, unterstützt der Patient aktiv den Transfer in das Bett, indem er sich mit der Hand auf dem Bett abstützt.*

# 7.  Umlagern des Patienten

## 7.1   Von Bett zu Bett

### 7.1.1 Mit der Hebematte

| 1 | | | mittel | schwer | H |
|---|---|---|--------|--------|---|

Der Transfer eines leicht oder stark eingeschränkten Patienten von einem Bett zum
anderen kann mit Hilfe der Hebematte von
einer Pflegekraft durchgeführt werden:

- Informieren Sie den Patienten über die
  Vorgehensweise.
- Bitten Sie den Patienten, sich auf die
  Seite zu bewegen (4.2.1).
- Bringen Sie die Hebematte unter den Pa-
  tienten, sodass der gesamte Rücken und

das Gesäß des Patienten auf der Hebematte aufliegen und bewegen Sie den Patienten zur Bettkante (Abb. 63).

- Legen Sie die Füße des Patienten auf das
  neue Bett (Abb. 64).
- Fassen Sie in die beiden Haltegriffe und
  ziehen Sie den Patienten langsam in das
  neue Bett (Abb. 65 u. 66).
- Entfernen Sie das Hilfsmittel.

*Dieser Transfer ist auch in halbsitzender Po-
sition möglich! Bei sehr unruhigen Patienten
ziehen Sie durch die Haltegriffe ein Stecklaken (siehe Abb. 21).*

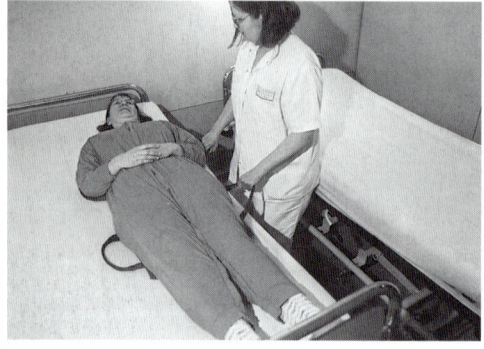

Abb. 63

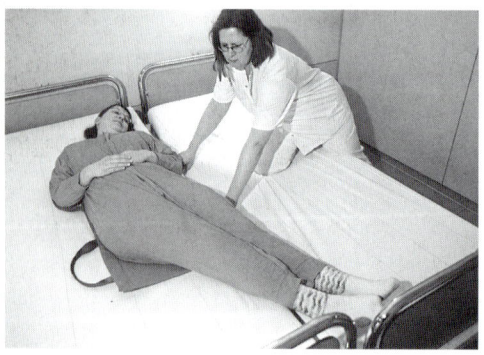

Abb. 64

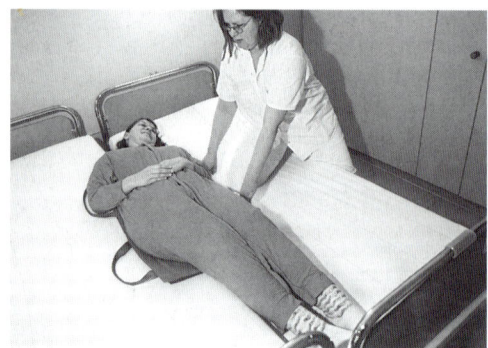

Abb. 65

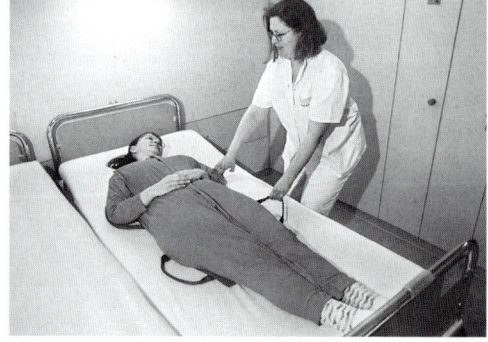

Abb. 66

### 7.1.2 Mit dem Rollbrett

| 1 | | | mittel | schwer | H |
|---|---|---|---|---|---|

Der Transfer eines leicht oder stark einge-schränkten Patienten von einem Bett zum anderen kann mit Hilfe eines Rollbretts von einer Pflegekraft durchgeführt werden. Ggf. arbeiten Sie zu zweit:

- Informieren Sie den Patienten über die Vorgehensweise.
- Bitten Sie den Patienten, sich auf die Seite zu bewegen (siehe 4.2.1).
- Rollen Sie das Rollbrett an die Wirbelsäule des Patienten (Abb. 67).

- Legen Sie den Patienten auf das Rollbrett zurück (Abb. 68).
- Nun üben Sie mit beiden Händen leichten Druck auf Schulter und Hüfte des Patienten aus. Dadurch wird die gleitende Oberfläche des Rollbretts in Bewegung gesetzt und der Patient »rollt« über das Rollbrett in das andere Bett (Abb. 69).

*Dieser Transfer ist auch in halbsitzender Position möglich. Alternativ kann auch mit einem Laken/Stecklaken gearbeitet werden (Abb. 70).*

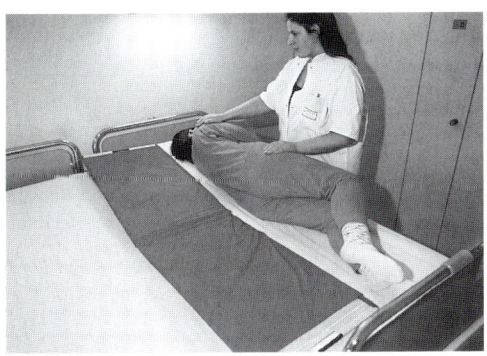

Abb. 67

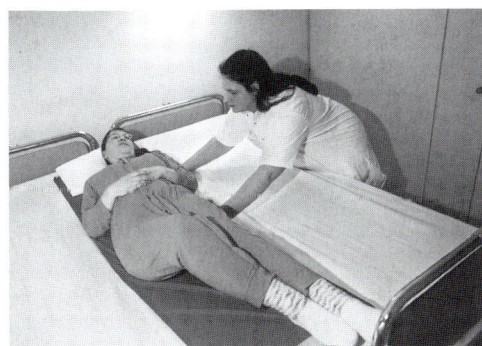

Abb. 69

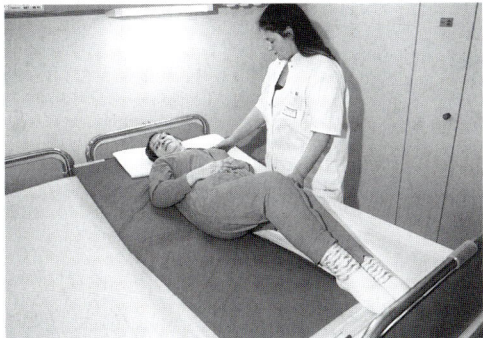

Abb. 68

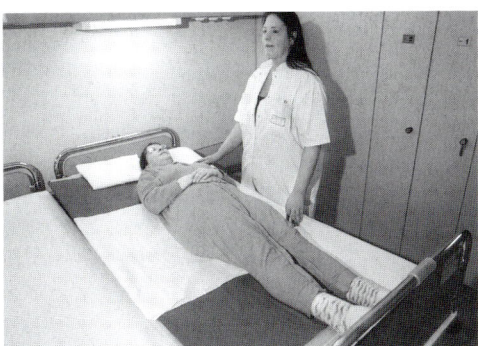

Abb. 70

*Zu zweit: Das mit einem Laken/Stecklaken versehene Rollbrett unter den Patienten bringen. Durch Zug an dem Laken den Patienten umlagern (Abb. 71 u. 72). Dieser Transfer ist auch in halbsitzender Position möglich.*

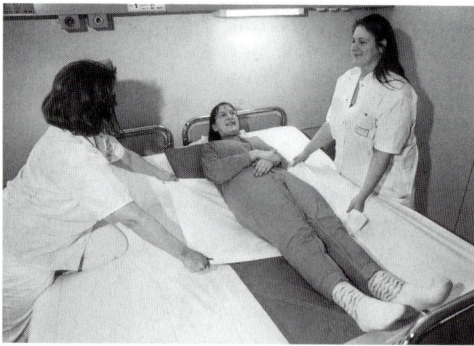

Abb. 71

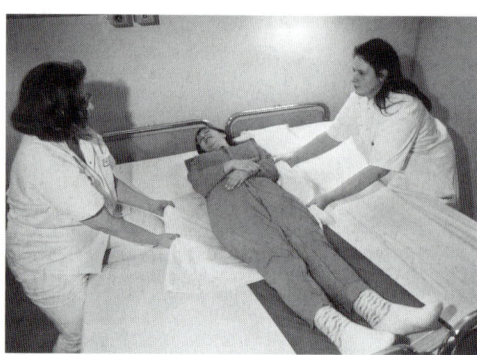

Abb. 72

### 7.1.3 Mit der großen Gleitmatte

| 1 | | | mittel | schwer | H |
|---|---|---|---|---|---|

Der Transfer eines leicht oder stark eingeschränkten Patienten von einem Bett zum anderen kann mit Hilfe der großen Gleitmatte von einer oder zwei Pflegekräften durchgeführt werden:

- Informieren Sie den Patienten über die Vorgehensweise.
- Bewegen Sie den Patienten auf die Seite (siehe 4.2.1).
- Versehen Sie die Gleitmatte mit einem Laken und bringen es bis zur Wirbelsäule unter den Patienten.
- Anschließend lagern Sie den Patienten mit dem Laken als Ziehtuch um.

*Wenn Höhenunterschiede oder Distanzen, beispielsweise zwischen einer Trage und einem Untersuchungstisch, überwunden werden müssen, benutzen Sie das Rollbrett.*

# 8. Transfer im Raum

## 8.1 Vom Sitzen zum Stehen

**1** | **wenig** | **mittel**

Mit Hilfe dieses Bewegungsablaufs hat eine Pflegeperson die Möglichkeit, einen geringfügig oder leicht eingeschränkten Patienten ohne Hilfsmittel vom Sitzen zum Stehen zu bringen:

- Informieren Sie den Patienten über die Vorgehensweise.
- Lassen Sie sich den Patienten an die Stuhlkante bewegen, so dass er mit beiden Füßen Bodenkontakt hat.
- Der Patient greift an Ihre Flanke (d. h. an die Flanke der Pflegekraft).
- Sie greifen durch die Arme des Patienten an dessen Flanke (Abb. 73).
- Der Patient richtet sich gleichzeitig mit Ihnen auf, indem er seinen Oberkörper nach vorwärts unten bewegt und dadurch das Gewicht des Beckens auf die Beine verlagert.

**Alternativ:**

- Sie stehen neben dem Patienten in breiter Schrittstellung.
- Mit einer Hand führen Sie den Oberkörper, die andere Hand unterstützt den gebeugten Ellenbogen des Patienten (Abb. 74).
- Durch eine gleichzeitige, gemeinsame Körperbewegung mit dem Patienten bringen Sie seinen Oberkörper leicht nach vorne, indem Sie Ihr Körpergewicht vom hinteren auf das vordere Bein verlagern.

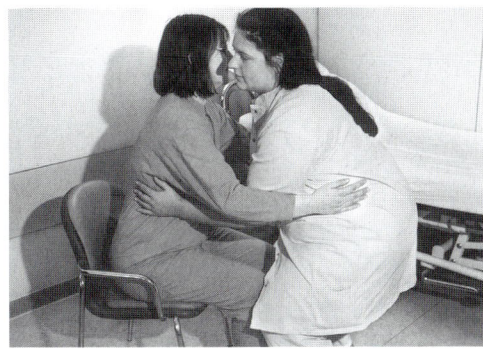

Abb. 73

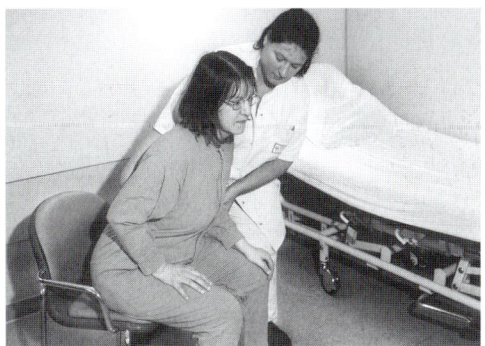

Abb. 74

## 8.2 Transfer von Stuhl zu Stuhl (aktiv)

| 1 | | wenig | mittel | |
|---|---|---|---|---|

Mit Hilfe dieser Methode kann die Pflegeperson einen geringfügig oder leicht eingeschränkten Patienten ohne Hilfsmittel von
einem Stuhl zum anderem bewegen, hierzu
ist dessen aktive Beteiligung erforderlich:

- Informieren Sie den Patienten über die Vorgehensweise.
- Der Patient rutscht so weit Richtung Stuhlkante, bis er mit beiden Füßen Bo-denkontakt hat (Abb. 75).
- Der Stuhl, auf den Sie ihn setzen wollen, steht seitlich neben dem Patienten.
- Der Patient beugt seinen Oberkörper nach vorne, dadurch verlagert er das Ge-wicht auf die Beine und hebt sein Gesäß an.
- Der Patient greift die körperferne Stuhl-lehne oder Sitzfläche des Stuhls (Abb. 76), durch eine seitliche Drehbewegung des Beckens bewegt er sich auf den Stuhl.
- Evtl. führen Sie unterstützend das Be-cken des Patienten durch leichten Druck in Richtung Stuhl (Abb.77).

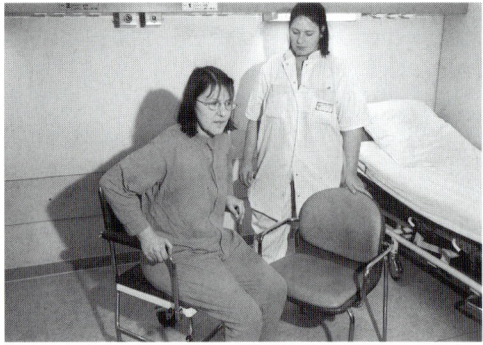

Abb. 75

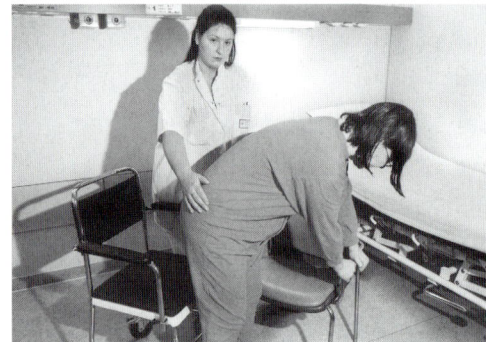

Abb. 76

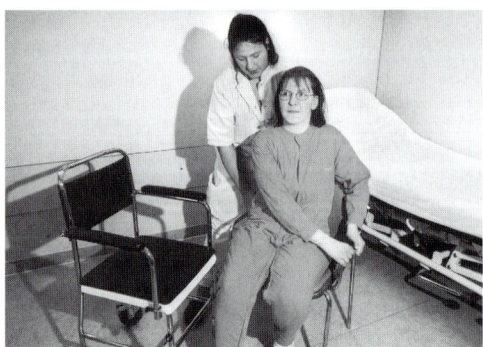

Abb. 77

## 8.3 Transfer von Stuhl zu Stuhl (passiv)

| 1 | mittel |
|---|--------|

Mit Hilfe dieses Bewegungsablaufs hat die Pflegeperson die Möglichkeit, einen leicht eingeschränkten, passiven Patienten ohne Hilfsmittel von einem Stuhl zum anderen oder ins Bett zu bewegen:

- Informieren Sie den Patienten über die Vorgehensweise.
- Der Patient rutscht soweit Richtung Stuhlkante, bis er mit beiden Füßen Bodenkontakt hat.
- Der Stuhl/Rollstuhl etc. steht seitlich neben dem Patienten, mit entfernter Lehne.
- Der Patient greift an Ihre Flanke.
- Sie greifen durch die Arme des Patienten an dessen Flanke.
- Der Patient richtet sich gleichzeitig Ihnen auf, indem er seinen Oberkörper nach

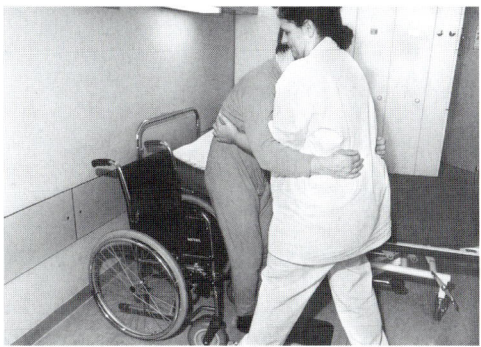

Abb. 78

vorwärts unten bewegt und dadurch das Gewicht des Beckens auf die Beine verlagert, dabei hebt sich sein Gesäß an (Abb. 78).

- Der Patient braucht hierbei nicht in die stehende Position zu kommen.
- Durch eine gemeinsame Drehbewegung wird er auf den Stuhl gesetzt.

# 9. Aufstehen vom Boden

## 9.1 Auf den Stuhl

| 2 | mittel |
|---|---|

Durch diese gezielte Bewegungsmethode können zwei Pflegepersonen einen leicht eingeschränkten Patienten ohne Hilfsmittel vom Boden auf einen Stuhl bewegen:

- Informieren Sie den Patienten über die Vorgehensweise (Abb. 79).
- Sie – als eine der beiden Pflegekräfte – knien hinter dem Patienten (Abb. 80) und bringen ihn langsam in die sitzende Position, indem sie die Körperteile nacheinander aufrichten: zuerst den Kopf und dann den Brustkorb des Patienten (Abb. 81).
- Anschließend greifen Sie durch die Arme des Patienten an seine Beine.
- Sie stellen die Beine des Patienten auf.
- Dann legen Sie Ihre Hände auf die Knie des Patienten (Abb. 82).
- Durch eine Vorwärtsbewegung und gleichzeitigen Druck auf die Knie des Patienten bringen Sie ihn in eine Hockstellung (Abb. 83).
- Das Gesäß des Patienten ruht anschließend auf den Oberschenkeln der am Boden sitzenden ersten Pflegekraft – das sind in diesem Fall Sie (Abb. 84).
- Ihre Kollegin/Ihr Kollege – als zweite Pflegekraft – umgreift den Patienten von vorne und bringt ihn durch Gewichtsverlagerung in eine günstige Ausgangsposition (das Becken ist leicht angehoben), um ihn auf den Stuhl zu setzen.
- Sie unterstützen die Bewegung und ziehen den Stuhl unter das Gesäß des Patienten (Abb. 85).

*Gegebenenfalls mit technischen Hilfsmitteln arbeiten, z. B. mit einem Lifter.*

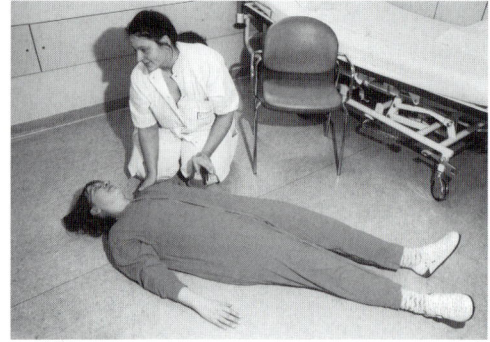
Abb. 79

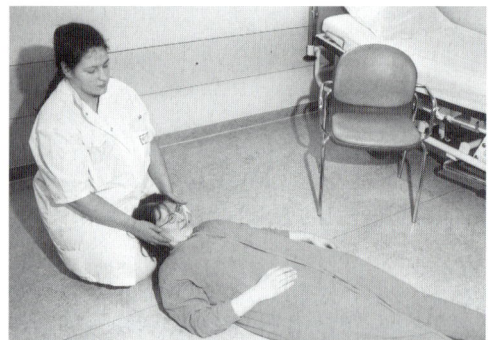
Abb. 80

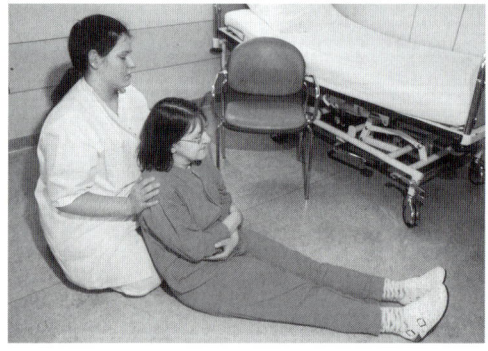
Abb. 81

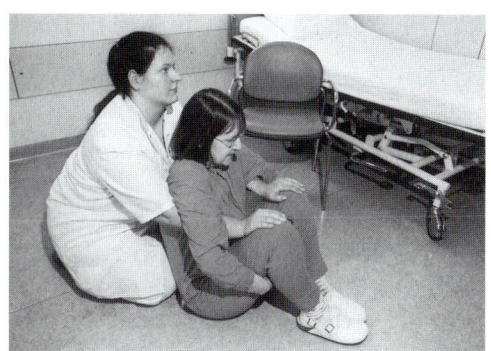

Abb. 82

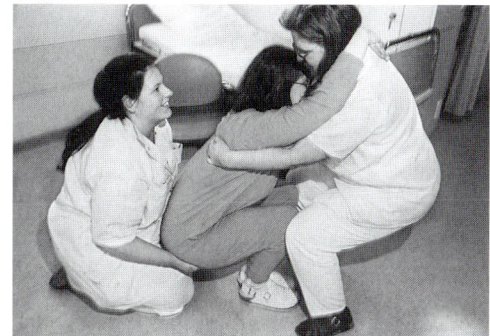

Abb. 84

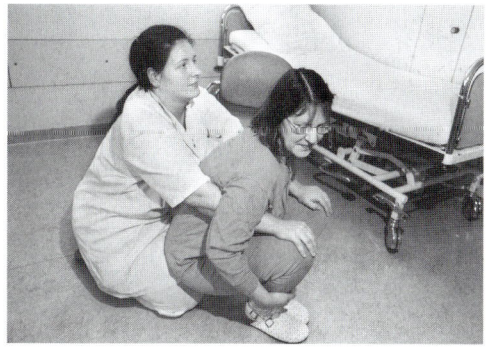

Abb. 83

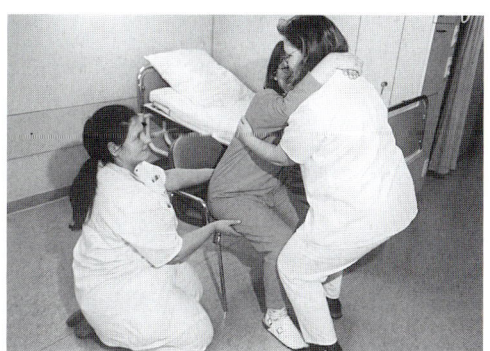

Abb. 85

# 10. Vorstellung kleiner Hilfsmittel

### 10.1 Die Antirutsch-Matte

**Eigenschaften:**
Die Antirutsch-Matte ist eine reißfeste Kunststoffmatte. Sie verhindert das Wegrutschen der Füße im Bett bei dem Transfer zum Kopfende oder beim Lagewechsel. Diese Matte bietet auf beiden Seiten greifende Oberflächen. Sie ist dort einsetzbar, wo trockene und glatte Oberflächen ein Problem darstellen. Die Antirutsch-Matte haftet auf jeder trockenen Unterlage. Überall dort, wo die Patienten mit Beinkraft helfen sollen, kann die Antirutsch-Matte eingesetzt werden. Eine Alternative bieten die »ABS«-Socken (Socken mit Gummi-noppen unter der Sohle).

**Größe:**
Nach Bedarf ist die Antirutsch-Matte als fertige Matte in verschiedenen Größen und Farben sowie rund, eckig oder von der Rolle erhältlich.

**Vorteile:**
Die Matte fördert die Eigenständigkeit des Patienten, ist leicht zu handhaben und kostengünstig.

**Sicherheitstechnischer Hinweis:**
Verwenden Sie die Antirutschmatte *nicht im Nassbereich*: Dort besteht Rutschgefahr!!!

**Pflegehinweis/Hygiene:**
Die Matte lässt sich feucht mit Wasser und Seife reinigen. Eine Wischdesinfektion mit handelsüblichem Desinfektionsmittel oder mit Polyalkohol ist auch möglich.

### 10.2 Die Bettleiter

**Eigenschaften:**
Die Bettleiter besteht aus einem Perlonseil mit vier, fünf oder sechs Holz- oder Kunststoffgriffen. Die Breite der Griffe ist unterschiedlich. In der schmalen Ausführung kann jeweils nur eine Hand den Griff fassen, in der breiten Ausführung können beide Hände gleichzeitig den Griff umfassen. Befestigen Sie die Bettleiter am Fußende. Sie hilft dem Patienten, sich mit eigener Kraft aufzurichten. Die Bettleiter ist einsetzbar für den Positionswechsel und für den Transfer auf die Bettkante.

**Größe:**
Es gibt die Bettleiter in den folgenden Größen: 110 cm, 130 cm, und 150 cm lang.

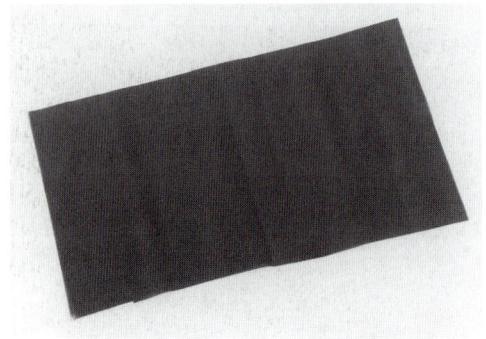

Abb. 86: Antirutsch-Matte

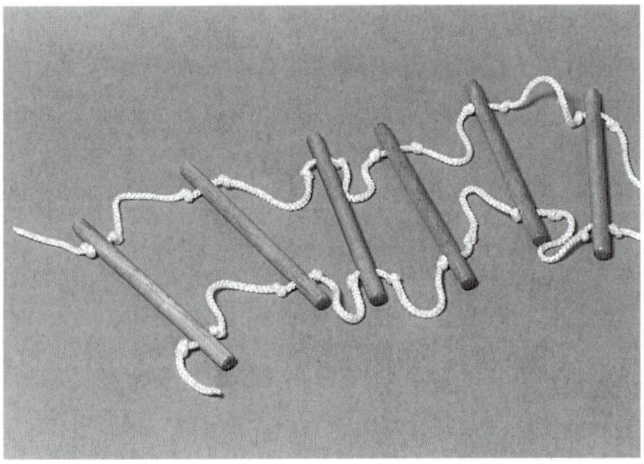

Abb. 87: Bettleiter

**Vorteile:**
Seitlich angebracht entspricht die Bettleiter dem physiologischen Bewegungsmuster.

**Sicherheitstechnischer Hinweis:**
Achten Sie bitte darauf, dass Sie die Bettleiter sicher am Bett befestigen.

**Pflegehinweis/Hygiene:**
Sie können die Bettleiter feucht mit Wasser und Seife reinigen. Oder Sie machen Wischdesinfektion mit handelsüblichem Desinfektionsmittel oder mit Polyalkohol.

## 10.3 Die Drehscheibe

**Eigenschaften:**
Die Drehscheibe besteht aus zwei Scheiben mit einer Gleitebene. Das Material auf der Ober- und Unterseite ist so gewählt, dass es ein Wegrutschen der Füße bzw. ein Wegrutschen der Drehscheibe auf den Fußboden während des Transfers verhindert. Die Drehschcibe ist für den Nassbereich geeignet.

**Größe:**
Die Drehscheibe hat einen Durchmesser von 38 cm.

**Vorteile/Nachteile:**
Für ein eingeübtes Team (Patient/Pflegekraft) bringt die Drehscheibe große Erleichterung, weil ein Verdrehen der Wirbelsäule mit Last damit nicht möglich ist.

Ein Nachteil ist, dass sich insbesondere ältere Patienten auf der Drehscheibe unsicher fühlen.

**Sicherheitstechnischer Hinweis:**
Sichern Sie als als Pflegekraft die Drehscheibe, indem Sie sie mit dem Fuß blockieren, sonst besteht Sturzgefahr.

**Pflegehinweis/Hygiene:**
Die Drehscheibe kann feucht mit Wasser und Seife gereinigt werden. Die Scheiben sind zur Reinigung auseinander zu schrauben. Das Material an der Innenseite verliert aber im Laufe der Zeit durch Staub und Schmutzpartikel seine Gleitfähigkeit, die sich aber durch Reinigung und Einsprühen mit Silikonspray wiederherstellen lässt. Eine Wischdesinfektion mit handelsüblichem Desinfektionsmittel oder mit Polyalkohol ist auch möglich.

## 10.4 Der Haltegurt

**Eigenschaften:**
Der gepolsterte Nylongürtel wird um die Taille des Patienten gelegt und mit Hilfe eines in der Weite verstellbaren Schnallenverschlusses geschlossen. Die Innenseite des Gürtels ist mit einem rutschhemmenden Material versehen. Der Haltegürtel hat je nach Größe drei, vier oder fünf Haltegriffe. Durch die Haltegriffe kann die Pflegekraft den Patienten schonender halten. Wenn sich die Pflegekraft den Gürtel selbst anlegt, hat der Patient sicheren Halt.

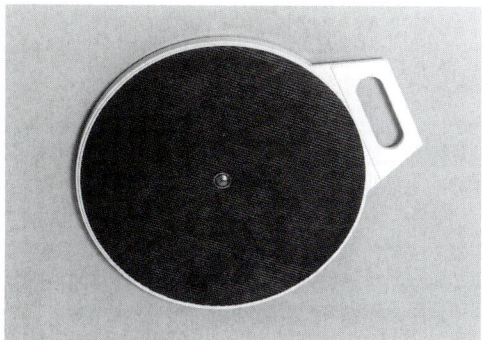

Abb. 88: Drehscheibe

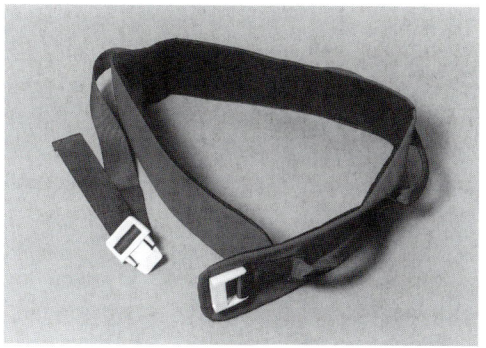

Abb. 89: Haltegut

**Größe/Umfang:**
Es gibt den Haltegurt in unterschiedlichen Größen:
Größe S:  55–100 cm,
Größe M:  75–130 cm,
Größe L:  100–170 cm

**Vorteile und Nachteile:**
Die Pflegeperson bzw. der Patient hat durch den Gürtel eine bessere Haltemöglichkeit. Der Haltegurt ist für viele Transfers einsetzbar und mit anderen Hilfsmitteln kombinierbar. Ein Nachteil ist, dass der Gurt unpersönlich wirken und zu Unsicherheit führen kann, weil der direkte Körperkontakt zum Patienten verloren geht.

**Sicherheitstechnischer Hinweis:**
Achten Sie auf das richtige Anlegen des Gurtes.

**Pflegehinweis/Hygiene:**
Der Haltegurt lässt sich feucht reinigen bzw. bei 60 °C waschen.

## 10.5 Die Gleitmatte

**Eigenschaften:**
Die Gleitmatte ist ein gegeneinander verschiebbarer Endlosschlauch. Die Innenfläche besteht aus sehr glattem Material (meistens Ballonseide); dadurch wird der Reibungswiderstand erheblich reduziert. Die Außenseite ist aus einem atmungsaktiven Baumwollgemisch oder abwaschbarem Nylonmaterial. Zwischen diesen Materialien befindet sich ein Vlies, das die Matte besonders weich und anschmiegsam macht. Sie gleitet auf rauen und feuchten Unterlagen.

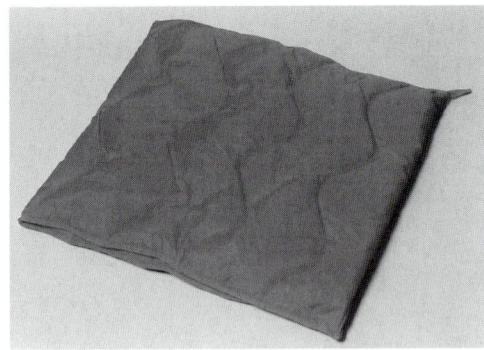

Abb. 90: Gleitmatte

**Größe:**
Die Gleitmatte ist in unterschiedlichen Größen erhältlich, je nach Anwendungsbereich. Die Standard-Größe ist 50 cm x 60 cm oder geteilt in 2 cm x 25 cm x 60 cm.

**Vorteile:**
Die Ressourcen des Patienten werden gefördert.

**Sicherheitstechnischer Hinweis:**
Bei langem Haar besteht die Gefahr, dass es unter die Gleitmatte gelangt. Legen Sie deshalb ein Kissen oder ein Handtuch unter den Kopf des Patienten.
Bitte achten Sie auch auf die Höchstbelastung (siehe Etikett)!

**Pflegehinweis/Hygiene:**
Die Stoffversion ist bei 60 °C waschbar. Bei inkontinenten Patienten ist es ratsam, einen Nässeschutz (Schutzhülle) zu benutzen.
Die Nylonversion lässt sich feucht reinigen oder bei 60 °C waschen. Eine Wischdesinfektion ist mit handelsüblichem Desinfektionsmittel oder mit Polyalkohol möglich.

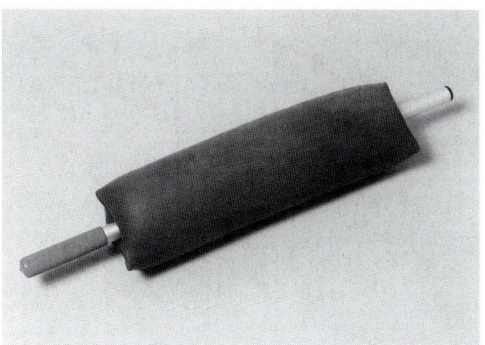

Abb. 91: Gleitendes Hebekissen

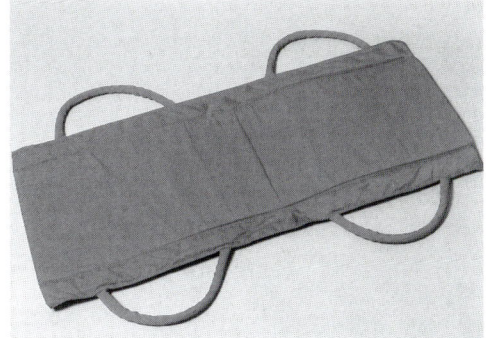

Abb. 92: Hebematte

## 10.6 Das gleitende Hebekissen

**Eigenschaften:**
Das gleitende Hebekissen besteht aus einem doppelwandigen Gummi-Endlosschlauch, der mit Luft gefüllt zu einem Kissen wird. Es eignet sich primär zur Anhebung des Beckens.

**Größe:**
Das gleitende Hebekissen ist nur in einer Größe erhältlich. Es besteht aus einem Führungsstab mit Markierung und dem Endlosschlauch.

**Vorteil:**
Die Pflegeperson benötigt wenig Kraftaufwand. Dieses Hilfsmittel eignet sich z. B. gut für Patienten, die gerade eine Hüftoperation hatten.

**Sicherheitstechnischer Hinweis:**
Achten Sie darauf, dass das Ventil des Kissens der Matratze zugewandt sein muss (Druckgefahr). Die optimale Luftfüllung des Hebekissens ist ebenso wichtig (es gilt die blaue Markierung der Schutzhülle oder 46 cm Umfang). Sorgen Sie bitte auch dafür, dass die Kleidung des Patienten *nicht* in den Endlosschlauch gerät. Durch die Metallstange besteht Verletzungsgefahr.

**Pflegehinweis/Hygiene:**
Bei inkontinenten Patienten ist die Schutzhülle ratsam. Eine Wischdesinfektion mit handelsüblichem Desinfektionsmittel oder mit Polyalkohol ist möglich.

## 10.7 Die Hebematte

**Eigenschaften:**
Die Hebematte besteht aus einer gepolsterten Auflage und vier Handgriffen. Im Inneren der Hebematte befindet sich eine stabile, flexible Platte. Die Unterseite der Hebematte besteht aus sehr glattem Material, um ein leichtes Gleiten zu ermöglichen.

**Größe:**
Die Hebematte ist 43 cm x 100 cm groß.
Sie ist auch mit sechs Griffen oder in der Ambulanzversion (Minitrage) erhältlich.

**Vorteile:**
Die Hebematte ist vielseitig auf engstem Raum einsetzbar. Sie eignet sich auch besonders für den Transfer von Bett zu Bett, als Alternative zum Rollbrett.

**Sicherheitstechnischer Hinweis:**
Achten Sie bitte auf die maximale Belastung (siehe Etikett).
Benutzen Sie die flexible Innenplatte nicht als Rutschbrett.

**Pflegehinweis/Hygiene:**
Das Innenteil ist herausnehmbar, anschließend lässt sich eine Wischdesinfektion mit handelsüblichem Desinfektionsmittel oder mit Polyalkohol durchführen.
Die Hülle der Hebematte kann bei 60°C gewaschen werden.

## 10.8 Das Rutschbrett

**Eigenschaften:**
Das Rutschbrett hat eine sehr glatte Oberfläche, um den Reibungswiderstand zu minimieren und ein problemloses Darübergleiten zu ermöglichen. Das Rutschbrett ist dreiteilig und der Länge nach faltbar. Zwei Antirutsch-Bänder auf der Unterseite verhindern das Verrutschen des Rutschbrettes auf der Unterlage. An der Schmalseite hat es zwei Eingrifflöcher für das problemlose Anlegen bzw. Entfernen des Brettes. Zudem ist das Brett bruchfest und es besteht keine Gewichtseinschränkung – vorausgesetzt der Abstand zwischen den beiden Auflageflächen ist nicht breiter als 10 cm. Dieses Hilfsmittel ist besonders dafür geeignet, kleine Höhenunterschiede oder Abstände zu überbrücken.

**Größe:**
Das Rutschbrett gibt es in zwei Größen: 60 cm x 33 cm und 75 cm x 33 cm.

**Vorteile/Nachteile:**
Der Patient muss nicht in des Stand kommen. Die Selbstständigkeit des Patienten bleibt erhalten. Die Handhabung des Rutschbrettes muss gut eingeübt werden und eine eigene Bewegung des Patienten sollte vorhanden sein.

**Sicherheitstechnischer Hinweis:**
Der Abstand zwischen den beiden Auflageflächen darf nicht mehr als 10 cm betragen. Bitte achten Sie darauf, dass der Patient gleitfähige Kleidung/Unterwäsche trägt.

**Pflegehinweis/Hygiene:**
Eine Wischdesinfektion lässt sich mit handelsüblichem Desinfektionsmittel oder mit Polyalkohol durchführen.

## 10.9 Das Rollbrett

**Eigenschaften:**
Das Rollbrett besteht aus einem festen, gepolstertem Innenteil und einem rundum laufenden Endlosschlauch. Durch den Endlosschlauch und das feste Innenteil ist der Transfer des Patienten möglich. Der Endlosschlauch besteht aus Nylongewebe. Die Verlagerung ist auch in halbsitzender Position möglich, da das Rollbrett in der Mitte flexibel ist. Es gleicht Höhenunterschiede bis maximal 10 cm aus. Eine Verlagerung des Patienten bis maximal 90 cm ist möglich.

**Größe:**
Das Rollbrett ist 170 cm lang und 50 cm breit, klappbar auf 80 cm. Es ist aber auch in anderen Maßen erhältlich.

**Sicherheitstechnischer Hinweis:**
Legen Sie bei Patienten mit langen Haaren ein Kissen oder Handtuch unter den Kopf. Die Belastungsgrenze liegt bei max. 130 kg.

**Pflegehinweis/Hygiene:**
Der Kern kann mit Wasser und Seife feucht gereinigt werden. Eine Wischdesinfektion lässt sich mit handelsüblichem Desinfektionsmittel oder mit Polyalkohol durchführen. Die Hülle ist bei 60°C waschbar.

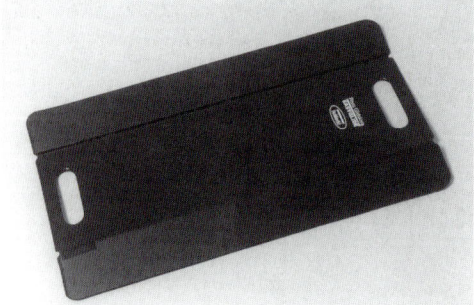

Abb. 93: Rutschbrett

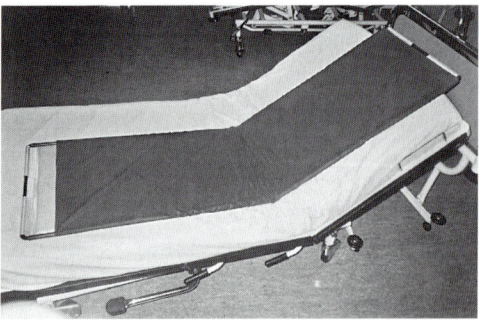

Abb. 94: Rollbrett

# 11. Grundlegende Konzepte

## 11.1 Kinästhetik®

*Begründer:* Dr. Frank Hatch und Dr. Lenny Maietta.

Kinästhetik ist eine Ableitung des Wortes *Kinästhesie (Bewegungsempfindung)*. Der Ursprung kommt aus den griechischen Wörtern *kinesie = Bewegung* und *aisthesis = Empfindung*.

**Die Schlüsselideen der heutigen Kinästhetik in der Pflege:**

- Das Vermeiden von Heben und Tragen.
- Die aktive Beteiligung der Patienten in allen Mobilisationen durch die Auswahl der geeigneten Interaktionsformen (Wechselbeziehungen).
- Das Entdecken der geeignetsten Mobilisationsarten in einem gemeinsamen Lernprozess.
- Die Gestaltung von rehabilitativen Mobilisationsprozessen.

*Kinästhetik* ist eine Lehre der menschlichen Bewegung. Sie beschreibt, analysiert und vermittelt die Aspekte der Bewegung als grundlegende Voraussetzung für jede menschliche Funktion. Sie ist ein Handlungskonzept in der pflegerischen Arbeit und dient der Gesundheit des Patienten ebenso wie der Gesundheit des Pflegepersonals. Auf die verbindenden Aspekte zur *Basalen Stimulation*® sei an dieser Stelle hingewiesen.

Es ist empfehlenswert, an einem Kinästhetikgrundkurs teilzunehmen.

## 11.2 Bobath-Konzept

*Begründer:* Das Bobath-Konzept wurde in den 40er Jahren von der Krankengymnastin Berta Bobath und ihrem Mann, dem Neurologen Dr. Karl Bobath entwickelt.

In den Anfängen wurde es überwiegend bei Kindern und Jugendlichen mit Zerebralparesen eingesetzt, in den 60er Jahren dann auf die Erwachsenentherapie ausgedehnt. Schwerpunktmäßig als ein ganzheitliches Rehabilitationskonzept, speziell für Hemiplegiker und andere Hirngeschädigte. Das Bobath-Konzept ist heute ein unumstrittenes Konzept zur Pflege und Therapie von Patienten mit Lähmungen auf Grund von Krankheiten des zentralen Nervensystems. Angewandt wird es zur frühen Rehabilitation von Patienten mit Erkrankungen des ZNS mit zentralen Paresen, Spastik und Störungen der Körperwahrnehmung. Die große Zielgruppe sind Patienten nach einem Schlaganfall. Durch die Aktivierung der Bewegungsfähigkeit des Patienten wird die Belastung für die Pflegekraft verringert. Gleichzeitig werden die Ressourcen der Patienten soweit wie möglich erhalten und gefördert.

Arbeitsprinzipien des Bobath-Konzeptes sind u. a. die Regulation des Muskeltonus und die Anbahnung physiogioscher Bewegungsabläufe. Auf Grund der speziellen Arten von Lagerung und der Bewegung des Betroffenen werden bleibende Muskelverkrampfungen verhindert und durch die Lähmung verlorene Bewegungen wieder angebahnt.

Es werden verschiedene Fortbildungen von der Bobath-Initiative für Kranken und Altenpflege (BIKA) angeboten.

# 12. Unfallverhütungsvorschriften für den Gesundheitsdienst

Auszug aus den Unfallverhütungsvorschriften Gesundheitsdienst (GUV 8.1):

## I. Geltungsbereich

**§ 1, (1)** Diese Unfallverhütungsvorschrift gilt für Unternehmen und Teile von Unternehmen, in denen bestimmungsgemäß

1. Menschen stationär medizinisch untersucht, behandelt oder gepflegt werden,
2. Menschen ambulant medizinisch untersucht oder behandelt werden,

(…).

### Zu § 1, Abs. 1 Nr. 1:

Dies sind z. B. Krankenhäuser für akut und chronisch Kranke, med. Untersuchungs- und Behandlungsstellen in Sanatorien und Kurheimen, Pflege- und Krankenstationen in Heimen für alte, jugendliche und behinderte Menschen sowie in Justizvollzugsanstalten, Quarantänestationen (…).

**§ 1, (2)** Diese Unfallverhütungsvorschrift gilt auch für Unternehmen oder Teile von Unternehmen, die bestimmungsgemäß

1. Rettungs- und Krankentransporte ausführen,
2. Hauskrankenpflege durchführen.

### Zu § 1, Abs. 2:

Unternehmen oder Teile von Unternehmen im Sinne dieser Bestimmung sind z. B.: Gemeinde-, Krankenpflegestationen, Sozialstationen, Haus- und Familienpflegestationen (…).

## IV. Zusätzliche Bestimmungen für bestimmte Unternehmen

### Heben von Patienten

**§ 29.** In Unternehmungen oder Teilen von Unternehmungen nach § 1, Abs. 1 Nr. 1 sind zum Heben und Umlagern von Patienten leicht bedienbare, stand- und fahrsichere Hebevorrichtungen oder sonstige geeignete Hilfsmittel bereitzustellen und zu verwenden.

# 13. Arbeitsschutzgesetz/Lastenhandhabungsverordnung

In § 12 (1) des Arbeitsschutzgesetzes heißt es:

Der Arbeitgeber hat die Beschäftigten über Sicherheit und Gesundheitsschutz bei der Arbeit während ihrer Arbeitszeit ausreichend und angemessen zu unterweisen. (…) (Bundesgesetzblatt Teil I Nr. 43 1996)

Die *Verordnung über Sicherheit und Gesundheitsschutz bei manueller Handhabung von Lasten bei der Arbeit (Lastenhandhabungsverordnung – LasthandhabV)* stellt in Verbindung mit dem Arbeitsschutzgesetz von 1996 die rechtliche Grundlage dar, um Arbeitgeber und Arbeitnehmer in die Pflicht zu nehmen. In Verbindung mit dem Arbeitsschutzgesetz fordert sie, präventive Maßnahmen zur Sicherheit und zur Gesundheit der Arbeitnehmer bei der Arbeit zu ergreifen. Hier die wichtigsten Auszüge aus der *LasthandhabV von 1996*:

## § 1 Anwendungsbereich

(1) Diese Verordnung gilt für die manuelle Handhabung von Lasten, die auf Grund ihrer Merkmale oder ungünstigen ergonomischen Bedingungen für die Beschäftigten eine Gefährdung für Sicherheit und Gesundheit, insbesondere der Lendenwirbelsäule, mit sich bringt.
(2) Manuelle Handhabung im Sinne dieser Verordnung ist jedes Befördern oder Abstützen einer Last durch menschliche Kraft, unter anderem das Heben, Absetzen, Schieben, Ziehen, Tragen oder Bewegen einer Last (…)

## § 2 Maßnahmen

(1) Der Arbeitgeber hat unter Zugrundelegung des Anhangs geeignete organisatorische Maßnahmen zu treffen oder geeignete Arbeitsmittel, insbesondere mechanische Ausrüstungen, einzusetzen, um manuelle Handhabung von Lasten, die für die Beschäftigten eine Gefährdung für ihre Sicherheit und Gesundheit, insbesondere der Lendenwirbelsäule mit sich bringen, zu vermeiden (…) (Bundesgesetzblatt Teil I Nr. 63, 1996)

Gemäß § 4 der LastenhandhabV stellen *Steinberg u. Windberg (1998)* folgende Leitregeln zur Unterweisung auf:

Hinweise zur gefährdungsarmen Lastenmanipulation:

- günstige Hebetechnik auswählen
- standsichere Körperhaltung einnehmen
- Last sicher greifen
- Last körpernah handhaben
- Wirbelsäulenverdrehung und -krümmungen vermeiden
- Wechsel zwischen schwerer und leichter Arbeit

# Literatur

Beck, B.-B. (Hg.: Bundesverband der Unfall-kassen in Zusammenarbeit mit der Berufsge-nossenschaft für Gesundheitsdienst und Wohl-fahrtspflege (BGW)): Bewegen von Patienten, Prävention von Rückenbeschwerden im Ge-sundheitsdienst, überarbeitete Auflage, Mün-chen 2001.

Citron, I.: Kinästhetisches Handeln in der Pflege. Thieme Verlag, Stuttgart 1998.

Gemeindeunfallversicherungsverband West-falen-Lippe (Hg.): Unfallverhütungsvorschrift Gesundheitsdienst mit Durchführungsanwei-sungen vom Januar 1986, Münster 1997.

Bundesgesetzblatt Teil I Nr. 43: Gesetz zur Umsetzung der EG-Rahmenrichtlinie Arbeits-schutz und weiterer Arbeitschutz-Richtlinien, Bonn 20. August 1996, S. 1246–1253.

Bundesgesetzblatt Teil I Nr. 63: Verordnung zur Umsetzung von EG-Einzelrichtlinien zur EG-Rahmenrichtlinie Arbeitsschutz, Artikel 2: Verordnung über Sicherheit und Gesundheits-schutz bei der manuellen Handhabung von La-sten bei der Arbeit (Lastenhandhabungsverord-nung – LasthandhabV), Bonn 10. Dezember 1996, S. 1842.

Grossmann, R. & Skala, K.: Gesundheit durch Projekte fördern. Ein Konzept zur Gesund-heitsförderung durch Organisationsentwicklung und Projektmanagement. 2. Auflage. Juventa-Verlag, Weinheim und München 1996.

Hatch, F. & Maietta, L.: Kinästhetik – Ge-sundheitsentwicklung und Menschliche Funk-tionen. Ullstein Medical, Wiesbaden 1999.

Landesverband für Arbeitsschutz Nordrhein-Westfalen (Hg.): Beim Pflegen Gesund bleiben. Rückengerechtes Arbeiten in der Pflege, Düsseldorf 1999.

Petermann GmbH (Hg.): Umlagerungshilfen, Transfer-Hilfen, Rollbretter, Dombühl 5/2001.

Steinberg, U. & Windberg, H.-J. (Hg.: Bun-desanstalt für Arbeitsschutz und Arbeitsmedi-zin): Leitfaden Sicherheit und Gesundheits-schutz bei der manuellen Handhabung von Lasten. Sonderschrift 43 der Bundesanstalt für Arbeitsschutz und Arbeitsmedizin, 3. Auflage, Wirtschaftsverlag NW Verlag für neue Wissen-schaft GmbH, Bremerhaven 1998, S. 34.

Urbas, L.: Pflege eines Menschen mit Hemi-plegie nach dem Bobath-Konzept, Einführung in die therapeutische Pflege, 2. Auflage, Georg Thieme Verlag, Stuttgart 1996.

## Weiterführende Literatur:

Bamberg, E.: Handbuch Betriebliche Gesundheitsförderung. Arbeits- und organisationspsychologische Methoden und Konzepte. Verlag für angewandte Psychologie, Göttingen 1998.

Bauder Mißbach, H.: Kinästhetik in der Intensivpflege. Schlütersche, Hannover 2000.

Beckmann, M.: Die Pflege von Schlaganfallbetroffenen. Nach dem Konzept der Aktivitas Pflege®, Schlütersche, Hannover 2000.

Bienstein, C. und Fröhlich, A.: Basale Stimulation in der Pflege. 6. Auflage, Verlag Selbstbestimmtes Leben, Düsseldorf 1994.

Bienstein, C. und Fröhlich, A.: Bewußtlos. Eine Herausforderung für Angehörige, Pflegende und Ärzte. Verlag Selbstbestimmtes Leben, Düsseldorf 1994.

Just, M.: Ganzheitliche Körperschule für Pflegepersonen, Schlütersche, Hannover 2000.

Klotter, C.: Prävention im Gesundheitswesen. Verlag für angewandte Psychologie, Göttingen 1997.

Lenhardt, U.: Betriebsproblem Rückenschmerz. Eine gesundheitswissenschaftliche Bestandsaufnahme zu Verursachung, Verbreitung und Verhütung. Juventa-Verlag, Weinheim und München 1997.

Soyka, M.: Rückengerechter Patiententransfer in der Alten- und Krankenpflege. Ein ergonomisches Training, Hans Huber, Bern 2000.

Wewerka, G.: Mobilisieren. Leitfaden für eine rückenschonende Pflege, Kohlhammer, Stuttgart 2000.

# Adressen und Hinweise

## Fortbildungen

### Bobath:

Kontakt:
Gabriele Jacobs
Wikingerstraße 28
D-76307 Karlsbad-Langensteinbach
Telefon und Fax: +49 (0) 72 02/14 31
Bobath Initiative für Kranken und
Altenpflege (BIKA) e.V.
http://home.t-online.de/home/bi-ka/

### Kinästhetik:

Institut für Kinästhetik IfK AG
Büro Deutschland
Markplatz 9
D-79539 Lörrach
Tel. +49 (0) 76 21/23 49
Fax +49 (0) 76 21/10 194
E-Mail: info@kinaesthetik.com
www.kinaesthetik.com

Viv-Arte Kinästhetik
Heidi Bauder Mißbach
Fon +49 (0) 73 45/92 13 15
Fax +49 (0) 73 45/23 78 20
www.viv-arte.com

Deutsche Gesellschaft für Kinästhetik
und Kommunikation e.V
Ina Citron
Excurs Bildungswerk für Pflege und
Soziales GmbH
Läuferweg 15/17
D-30655 Hannover
Tel. +49 (0) 5 11/56 38 48-0
E-Mail: info@excurs.de
Internet: www.excurs.de

## Rückengerechte Arbeitsweise

Angelika Ammann
Bodelschwinghstraße 324
D-33647 Bielefeld
Tel. +49 (0) 5 21 /4 17 86 22
Fax +49 (0) 5 21 /41 08 92
E-Mail: angelikaamman@yahoo.de3
www.multimedia-pflege.de

## Mobilisationshilfen

Petermann GmbH
(alle im Buch vorgestellten Hilfsmittel)
Hilfsmittel für immobile Menschen Zie-
gelhaus 12
D-91601 Dombühl
Tel. +49 (0) 98 68/9 79 71 u.72
E-Mail: info@pm-med.de
Internet: www.pm-med.de

Gesellschaft für Projektmanagement,
Organisation, Medien und Vertrieb
Moränenweg 7
D-22143 Hamburg
Tel. +49 (0) 40/67 94 10 68
Fax +49 (0) 40/67 94 10 98

Transatlantic (Rollbord *Samarit*)
Siemensstr. 7
D-61267 Neu-Anspach
Tel. +49 (0) 60 81/94 30 50
E-Mail: info@transat.de
Internet: www.transat.de

Russka, Ludwig Bertram GmbH
Lübecker Straße 1
Postfach 110162
D-30880 Laatzen
Tel. +49 (0) 52 02/9 17-5 55
E-Mail: info@russka.de
Internet: www.russka.de

# Fragebogen

Die schriftliche Mitarbeiterbefragung war für die Projektentwicklung (Kapitel 2) wichtig, daher hier die entsprechenden Auszüge aus dem Fragebogen:

Welchen Beruf üben Sie zur Zeit aus?
❏ Krankenschwester/Krankenpfleger
❏ Krankenpflegehelferin/Krankenpflegehelfer
❏ anderen Beruf _____

Wie lange üben Sie diesen Beruf schon aus?

_____ Jahre und/oder _____ Monate

Leiden Sie zur Zeit an Schmerzen im Rücken, den Gelenken oder Muskeln?

❏ ja      ❏ nein

Wenn Sie schon einmal über Schmerzen im Rücken gelitten haben (jetzt oder früher), um welche handelt(e) es sich?

a)  Lendenwirbelsäulenbeschwerden      ❏ ja      ❏ nein

b)  andere Beschwerden      ❏ ja      ❏ nein

❏ Welche? _____

Hatten Sie die Beschwerden schon vor Aufnahme Ihrer Berufsausbildung
zur Krankenpflege?

_____

Sind Sie wegen Rückenbeschwerden schon einmal arbeitsunfähig geschrieben worden?

❏ ja           Wenn ja, wie oft?   ❏ einmal    ❏ zweimal    ❏ dreimal
                                    ❏ viermal   ❏ mehr als viermal
❏ nein

Hat Ihre Berufsarbeit Einfluss auf Ihre Rückenbeschwerden gehabt?

❏ Die Arbeit verschlimmert die Beschwerden sehr
❏ Die Arbeit verschlimmert die Beschwerden ein wenig
❏ Die Arbeit hat keinen Einfluss auf die Beschwerden
❏ Die Arbeit lindert die Beschwerden ein wenig
❏ Die Arbeit lindert die Beschwerden sehr
❏ Trifft für mich nicht zu

Bei welcher Tätigkeit in Ihrer Berufsausübung verschlimmern sich die Beschwerden?

❏ beim Bücken
❏ beim Heben/Lagern von Patienten
❏ beim Mobilisieren von Patienten
❏ bei anderen Tätigkeiten/Haltungen, und zwar _____

Welche Hilfsmittel und Hebehilfen benutzen Sie bei Ihrer Arbeit für den Patiententransfer oder die Mobilisation?

❏ mobile Patientenlifter      ❏ Drehscheibe
❏ Anti-Rutschmatte      ❏ Gleitendes Hebekissen
❏ Bettleiter      ❏ Gleitmatten (MiniSlide)
❏ Rutschbrett      ❏ Gürtel-Gehhilfen
❏ Rollbord      ❏ Keine
❏ Andere Hilfsmittel: _____

Wenn Sie solche Hilfsmittel *nie oder fast nie benutzen*, welche Gründe gibt es dafür?

_____

Konnten Sie vermittelte Inhalte/Techniken (der Fortbildungen über rückengerechte Arbeitsweise bzw. der Rückenschule) auf Ihrer Abteilung/Station umsetzen?

❏ sehr gut      ❏ relativ gut
❏ relativ schlecht      ❏ sehr schlecht
❏ sehr schlecht

Wie hoch ist nach ihrer Einschätzung die tatsächliche Umsetzung der vermittelten Inhalte auf Ihrer Station? Bitte Kreuz setzen.

| | | | | | | | | | | |
|---|---|---|---|---|---|---|---|---|---|---|
| 0 % | 10 % | 20 % | 30 % | 40 % | 50 % | 60 % | 70 % | 80 % | 90 % | 100 % |

Welche Gründe sahen Sie in der relativ guten oder sehr guten Umsetzung der Inhalte auf Ihrer Abteilung/Station?

_____

Welche Gründe sahen Sie in der relativ schlechten oder sehr schlechten Umsetzung der Inhalte auf Ihrer Abteilung/Station?

_____

Welche Fortbildung ist Ihrer Meinung nach notwendig, um rückengerecht arbeiten zu können (mehrere Antworten möglich)?

❏ Rückenschule      ❏ Umgang mit Hebehilfen/Hilfsmitteln
❏ Kinästhetik in der Pflege      ❏ Entspannungsübungen
❏ Bobath-Konzept      ❏ Gymnastik/Fitness
❏ eigene Angaben

# Register